LES

TUMEURS ADÉNOÏDES

DU

PHARYNX NASAL

LEUR INFLUENCE
SUR L'AUDITION, LA RESPIRATION ET LA PHONATION
LEUR TRAITEMENT

PAR

Le Dr B. LŒWENBERG

AVEC DEUX FIGURES INTERCALÉES DANS LE TEXTE

PARIS
V. ADRIEN DELAHAYE ET Cie, LIBRAIRES-ÉDITEURS
PLACE DE L'ÉCOLE DE MÉDECINE

1879

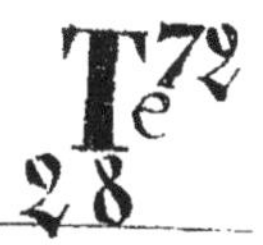

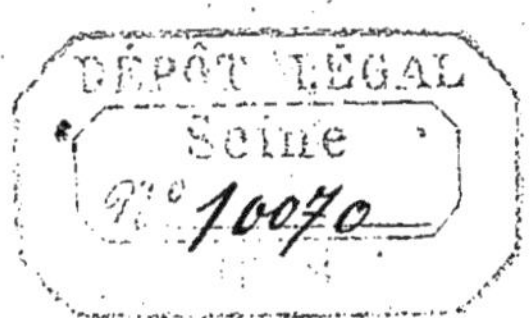

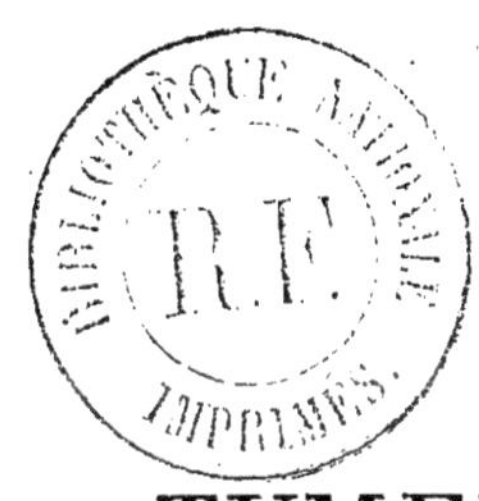

LES

TUMEURS ADÉNOÏDES

DU

PHARYNX NASAL

LES TUMEURS ADÉNOÏDES DU PHARYNX NASAL

LEUR INFLUENCE
SUR L'AUDITION, LA RESPIRATION ET LA PHONATION
LEUR TRAITEMENT

PAR

Le Dr B. LŒWENBERG

PARIS
V. ADRIEN DELAHAYE ET Ce, LIBRAIRES-ÉDITEURS
PLACE DE L'ÉCOLE DE MÉDECINE

1879

LES

TUMEURS ADÉNOÏDES

DU PHARYNX NASAL

LEUR INFLUENCE SUR L'AUDITION LA RESPIRATION ET LA PHONATION, LEUR TRAITEMENT.

La pathologie du nez, du pharynx nasal (1) et des trompes d'Eustache s'est éclairée d'un jour nouveau, lorsque la rhinoscopie a dévoilé ces parties auparavant cachées. Parallèlement à ce progrès considérable, des résultats importants ont été obtenus pour le traitement des affections de ces régions, si essentielles pour la respiration, la phonation et l'ouïe.

Un des premiers résultats que cette méthode ait donnés entre les mains mêmes de son inventeur, l'éminent physiologiste Czermak, fut la découverte d'un groupe particulier de tumeurs siégeant dans le pharynx nasal et entravant, de la façon la plus sérieuse, les fonctions de cette région, ainsi que celles de l'oreille moyenne et des fosses nasales.

Plusieurs auteurs, marchant sur les traces de Czermak, ont apporté un contingent d'observations au sujet que nous traitons ici.

Nous-même, grâce à la méthode rhinoscopique que dès longtemps nous appliquons à l'étude des complications pharyngiennes de certaines affections auriculaires, nous avons pu, un des premiers, ajouter quelques données nouvelles à celles déjà acquises, aussi bien par rapport à la méthode d'examen elle-même et à son

(1) Nous appellerons *pharynx nasal* la partie de cet organe qui est supérieure au voile du palais, supposé relevé jusqu'à l'horizontale ; le *pharynx buccal* commencera, pour nous, au-dessous de ce septum, et se continuera en bas par le *pharynx laryngien*.

incontestable utilité qu'à une connaissance plus intime de l'affection qui nous occupe.

Nos premières observations ont fourni la matière d'un mémoire publié en 1865 (1) dans la seconde livraison du IIe volume des « Archives d'Otologie. » Ce mémoire porte le titre suivant :

« Sur l'utilisation de la Rhinoscopie et d'une nouvelle douche naso-pharyngienne pour le diagnostic et le traitement des affections de l'oreille et de la cavité pharyngo-nasale » (32 pages). Voir le résumé dans divers journaux : l'*Union médicale* et le *Bulletin général de thérapeutique*.

Les tumeurs adénoïdes du pharynx nasal sont spécialement propres à l'enfance et à l'adolescence ; arrivées à un certain développement, elles impriment au sujet une apparence caractéristique, un type bien connu de tout le monde, mais dont on méconnaît généralement les conditions d'origine, ainsi que nous allons l'exposer plus loin. Obstruant par leur volume le pharynx nasal, ces tumeurs rendent impossible la respiration par le nez et forcent le malade à rester la bouche béante jour et nuit, donnant ainsi à la physionomie une expression particulière d'hébètement. La même cause rend la prononciation vicieuse dans un grand nombre de cas. Presque toujours, l'oreille moyenne est atteinte aussi, et l'ouïe est diminuée, souvent à un degré effrayant. Outre cela, la santé générale finit, dans bon nombre de cas, par être compromise, à moins que l'art n'intervienne à temps pour couper court à la cause du mal, et par là à ses suites désastreuses.

En considérant donc, d'une part, les conséquences si graves de l'affection en question, et, d'autre part, le succès complet et durable avec lequel nous pouvons la combattre, nous croyons de notre devoir d'appeler l'attention générale sur cette maladie, d'autant plus qu'elle se rencontre très-fréquemment et que, malgré l'ensemble très-frappant des symptômes causés par la présence des tumeurs adénoïdes pharyngiennes, les véritables causes du mal sont généralement cherchées ailleurs, au grand détriment du malade, ainsi que nous l'avons constaté maintes et maintes fois.

Nous commencerons cet exposé par un aperçu historique de nos connaissances à ce sujet.

(1) La dernière livraison du volume ayant paru seulement en 1867, le titre définitif de celui-ci porte cette dernière date ; mais la seconde livraison qui contient notre mémoire a été réellement publiée en 1865. Nous tenons à rétablir les dates véritables, méconnues par plusieurs auteurs, mais qui se trouvent respectées dans l'article critique de *l'Union médicale*.

HISTORIQUE.

Les tumeurs adénoïdes du pharynx nasal ont été entrevues par Czermak, dès ses premières tentatives rhinoscopiques, dans un cas décrit aux pages 41 et suiv. de son livre (1).

L'observation qu'il rapporte peut se résumer ainsi : En exécutant le cathétérisme de la trompe d'Eustache pour un cas d'otorrhée bilatérale, Czermak éprouvait de très-grandes difficultés toutes les fois qu'il essayait d'insuffler de l'air dans la caisse du côté gauche, chose qui, au contraire, réussissait aisément à droite.

Il constata au miroir rhinoscopique que le bec de la sonde s'engageait bien dans le pavillon de la trompe droite, mais qu'à gauche, le regard ne pouvait pas le suivre jusqu'à l'endroit correspondant. « Il y avait ici, dit-il, deux gonflements pathologiques de la muqueuse, se développant en avant et en haut de l'arc pharyngo-palatin, qui s'étendaient jusqu'à proximité de l'ouverture de la trompe d'Eustache...

« Ces tumeurs, dont une partie affectait la forme d'une crête de coq, et dont la base était la paroi latérale du pharynx, étaient enclavées entre la paroi postérieure du pharynx et le voile du palais qu'elles comprimaient un peu à droite par la partie supérieure. »

Après Czermak, Türk et M. Semeleder ont observé des tumeurs de formes diverses, ayant également le pharynx nasal pour siège.

Notre mémoire déjà cité, publié en 1865, contient une partie des résultats de nos études personnelles ; on y trouve, entre autres, cinq cas de tumeurs adénoïdes pharyngiennes observés par nous à Paris, de 1863 à 1865. Comme le titre du mémoire l'indique, nous envisagions alors ces tumeurs surtout au point de vue de leur action sur l'oreille, et on trouvera constamment les traces de cette préoccupation dans nos observations.

Le chapitre intitulé « Des conséquences de la pharyngite chronique » renferme ces cinq observations.

En voici une qui peut servir de spécimen-type :

OBSERVATION N° 1.

M. L. B..., âgé de quinze ans (en 1864), très-lymphatique et très-grand pour son âge, est atteint depuis longtemps d'une inflam-

(1) *Du laryngoscope*, etc. Éd. française, Paris, 1860.

mation catarrhale chronique du nez, du pharynx et de l'oreille moyenne. Les deux fosses nasales et les deux oreilles sont atteintes, et il existe, des deux côtés, une surdité assez considérable, en même temps que des bourdonnements fort pénibles. Respiration nasale gênée, bouche continuellement béante, salivation abondante, prononciation vicieuse, surtout pour les consonnes *m* et *n*, que le malade remplace par *b* et *d*. « Névralgies » de la tête très-fréquentes et très-prolongées.

Outre les symptômes classiques du catarrhe des fosses nasales et des caisses tympaniques, voici les données les plus saillantes mises à jour par l'examen otoscopique et pharyngoscopique du malade : Les deux tympans sont extrêmement minces et d'une concavité exagérée. On voit, des deux côtés, le manche du marteau, et par transparence la branche inférieure de l'enclume ; leurs bouts inférieurs semblent se confondre avec une large plaque jaunâtre à bords diffus.

La montre est entendue à droite jusqu'à 2 centimètres, à gauche, à 2 centimètres 1|2 (une bonne oreille l'entend à 60 centimètres). Le tic-tac est mieux perçu au contact avec les os du crâne.

La paroi postérieure du pharynx est couverte de granulations. L'examen rhinoscopique démontre *immédiatement* l'existence d'une tumeur très-singulière, d'un rose pâle, large d'environ 25 millimètres, longue de 12 millimètres. Son bord inférieur est lobé et entaillé comme une *crête de coq*. Elle est insérée au-dessus des ouvertures postérieures des fosses nasales dont elle cache la partie supérieure ; mais nul rapport n'existe, en réalité, entre elle et ces deux cavités. Celles-ci, en tant que visibles au miroir rhinoscopique, se montrent entièrement remplies par les cornets très-fortement grossis et recouverts de masses sécrétées extrêmement compactes.

Il est impossible de reconnaître l'extrémité gutturale de la trompe d'Eustache droite, ni son embouchure ; on a beau répéter l'examen, on ne peut s'orienter dans cette région, tant elle présente d'excroissances et de dépressions alternant les unes avec les autres. Pourtant, le cathétérisme et le procédé de Politzer réussissent parfaitement, bien qu'avec difficulté ; donc, le pertuis existe, et il est perméable ! Le sondage se pratique sans obstacle à gauche ; en regardant en même temps à l'aide du rhinoscope, on voit le bec de la sonde pénétrer dans l'orifice, ce qui n'a jamais pu être observé à droite.

La description précédente est empruntée en grande partie à

notre mémoire; elle contient, de plus, quelques détails que nous avons constatés après sa publication; nous allons maintenant compléter l'observation, en en relatant brièvement la suite et la fin, et en exposant de quelle façon nous avons agi pour obtenir la guérison complète des troubles causés par l'affection, soit au siège même de la maladie, soit dans les organes voisins.

Quelque temps après la publication du mémoire, le malade, en levant le voile du palais d'une façon inusitée, pendant que nous inspections le fond du pharynx buccal, nous montra une plaque très-résistante, de la grandeur d'une pièce d'un franc, faisant saillie au milieu de la paroi postérieure du pharynx bucco-nasal. Il n'y avait nulle trace d'inflammation. L'apparition pour ainsi dire brusque de cette tumeur ne laissa pas que de nous inquiéter, et nous crûmes utile de fortifier notre diagnostic en soumettant le cas s l'avis de notre regretté maître et ami Adolphe Richard, qui émit une opinion rassurante.

Le malade fut traité par des gargarismes et des injections naso-pharyngiennes contenant de l'alun; outre cela, nous employions le cathétérisme, combiné avec l'injection de solutions astringentes dans les trompes d'Eustache et les caisses des tympans. Régime fortifiant, eaux sulfureuses, bains de mer, etc. Ces soins, continués pendant longtemps, entretenaient la santé générale et l'ouïe dans un état relativement satisfaisant; mais nous ne pouvions obtenir une guérison complète. Un traitement plus énergique devenait donc nécessaire; il paraissait d'autant plus urgent de l'appliquer qu'il se déclara par la suite une série d'accidents très-sérieux: c'était d'abord une otite moyenne aiguë du côté gauche, suivie de la perforation du tympan et d'un écoulement purulent. Les soins usuels amenèrent bien vite la cicatrisation de la perforation et la cessation de l'écoulement. Puis, quelque temps après, pendant une interruption complète et prolongée de tout traitement, il survint un abcès dans l'intérieur de l'apophyse mastoïde gauche avec son cortège de symptômes si effrayants à juste titre; il a fallu perforer cet os pour donner issue à un pus extrêmement fétide, etc., etc. Après la guérison de cette maladie incidente, la nécessité absolue d'attaquer le mal à la racine s'imposait. A l'aide d'une pince, nous procédions à l'enlèvement de la tumeur en crête de coq et nous obtenions la disparition des excroissances du pharynx, de la plaque et des granulations du gosier par des cautérisations répétées. Ce n'est que depuis lors que l'ouïe est restée non-seulement parfaite, mais nous a paru, dans des essais comparatifs fréquemment répétés, dépasser même l'acuité moyenne. De plus, l'obstacle apporté jusque-là à la respiration nasale étant définitivement écarté, tous les troubles secondaires causés par la suppression de cet acte physiologique ont disparu peu à peu d'une manière plus ou moins absoue; il a fallu pourtant une attention soutenue pour faire disparaître l'ouverture permanente de la bouche et une vraie gymnastique phonétique pour avoir raison de la détestable prononciation du malade.

La suite de cet exposé nous montrera que l'observation que nous venons de relater brièvement représente un cas type de tumeurs adénoïdes du pharynx nasal et de leurs conséquences (avec cette restriction que l'otite moyenne causée par ces tumeurs ne gagne l'apophyse mastoïde que tout à fait exceptionnellement dans les cas de cette nature).

Les autres observations de tumeurs adénoïdes du pharynx, contenues dans notre mémoire de 1865, trouveront, en partie, leur place dans le courant du présent travail. Elles ont été relatées surtout au point de vue spécial de leur importance pour l'oreille moyenne; celles qui n'ont rapport qu'aux entraves que ces tumeurs apportent souvent aux manœuvres opératoires spéciales, principalement au cathétérisme de la trompe d'Eustache, seront supprimées pour abréger cet exposé.

Les cas extrêmement nombreux qu'il nous a été donné d'observer depuis seront utilisés également pour la description de la maladie, pour son diagnostic et pour la manière de la guérir. Nous mettrons à profit aussi un excellent travail du docteur Meyer, de Kopenhague (voir son mémoire paru dans les Archives d'otologie, de 1873 à 1874) (1).

Notre confrère danois a observé 175 cas de ces végétations siégeant dans le pharynx nasal et dont 130 se compliquaient d'affections auriculaires.

ANATOMIE.

HISTOLOGIE.

M. His appelle « adénoïde » et M. Kœlliker « cytogène » un tissu semblable à celui des ganglions lymphatiques; c'est un réticulum de fibrilles fines et transparentes qui forment des mailles remplies

(1) W. Meyer : *Ueber adenoïde Wucherungen in d Nasenrachenhœhle.*.

de cellules lymphatiques très-nombreuses (le même ensemble d'éléments constitue les follicules muqueux). Les tumeurs dont nous nous occupons se composent également de ce tissu et renferment une énorme quantité de vaisseaux sanguins.

La voûte du pharynx et la portion de la paroi postérieure qui y touche sont le siège de prédilection de ces productions hyperplastiques. C'est ici aussi qu'elles atteignent le degré de développement le plus élevé. Les parois latérales du pharynx nasal présentent moins souvent cette affection, et, lorsqu'elle y siège, elle produit généralement des tumeurs plus plates et moins exubérantes que vers la voûte du pharynx.

Les tumeurs que nous avons extirpées ont été soumises par nous à un examen microscopique approfondi ; nous en avons fait des coupes fines suivant la méthode dont nous nous sommes servi pour nos recherches sur le limaçon (voir *Gazette hebdomadaire*, 1864, pag. 694-697; *Journal de l'Anatomie* et *de la Physiologie*, 1866, pag. 605-651, et 1868, pag. 626-657, et notre thèse inaugurale, Paris, 1866). Toutes ces tumeurs se trouvaient recouvertes d'épithélium stratifié dont les cellules superficielles étaient cylindriques et généralement vibratiles. La masse des tumeurs se composait de tissu adénoïde dont les trabécules ne devenaient visibles qu'après qu'on avait chassé au pinceau les nombreuses cellules lymphatiques qui remplissaient les mailles. Le dessin qui se trouve dans l'excellent livre de MM. Cornil et Ranvier (1) donne une idée de la structure de ces tumeurs.

Le tissu adénoïde, riche en follicules, se trouve abondamment répandu, à l'état normal, dans la muqueuse du pharynx nasal, surtout vers le pavillon de la trompe d'Eustache et dans la fosse de Rosenmüller, mais plus encore à la voûte du pharynx et à la partie y attenante de la paroi postérieure : il forme ici, du pavillon d'une trompe d'Eustache à celui de l'autre, une couche de hauteur et de conformation extrêmement variables (jusqu'à 8 millimètres d'épaisseur), qu'on peut envisager comme un organe spécial et qu'on a baptisé du nom de l'*Amygdale pharyngienne*. (*Tonsilla pharyngea* de Luschka) (2).

La première mention de cet organe se trouve chez Lacauchie (3).

(1) Cornil et Ranvier, *Manuel d'histologie pathologique*, p. 13 et 252.

(2) Dans : *Max Schultze's Archiv f. microscop. Anatomie*, 1868.

(3) *Traité d'hydrotomie*, Paris, 1853, pl. II., fig. 10 et 11, pages 23 et suivantes.

« Les glandes du pharynx, dit-il, constituent à la partie supérieure de cet organe une espèce d'éponge sécrétante, etc. »

Comme des recherches ultérieures l'ont appris, cette masse adhère intimement au fibro-cartilage qui attache le pharynx à la base du crâne; elle se fond, du côté opposé, insensiblement dans la muqueuse pharyngienne.

Les régions que nous venons d'énumérer étant le siège de prédilection des tumeurs adénoïdes, il devient plus que probable que celles-ci ne constituent qu'une simple hyperplasie, un développement morbide du tissu qui entre pour une si large part dans la structure du pharynx. Cette manière de voir paraît d'autant plus plausible qu'il est difficile, dans certains cas, de décider si nous avons affaire à un développement très-prononcé, mais encore physiologique, de l'amygdale pharyngienne, ou bien à un commencement d'hyperplasie.

Nous proposerons, quant à ce cas spécial, de nous placer au point de vue clinique et de n'admettre l'existence d'une affection positive et digne d'être combattue, qu'alors que l'augmentation du volume de la tonsille pharyngienne sera telle que les fonctions des cavités pharyngo-nasales commencent à éprouver, de son fait, un préjudice appréciable.

Les tumeurs situées en avant de la trompe cartilagineuse se composent de tissu adénoïde additionné d'une proportion variable de tissu conjonctif. Le tissu adénoïde fait défaut à cette place dans l'état normal; il y aurait donc ici *néoplasie*, et non pas seulement *hyperplasie*.

CLASSIFICATION.

Les tumeurs adénoïdes du pharynx semblent, de prime abord, présenter des variétés de forme pour ainsi dire infinies; mais, en les étudiant de plus près, on parvient aisément à établir une division rationnelle, basée sur la manière dont sont implantées ces excroissances ; nous proposons de les classer en deux groupes :

1) Les tumeurs adénoïdes *sessiles* ou *plates* ;

2) Les tumeurs *pédiculées* ou *allongées*, selon qu'elles sont insérées à base large ou à base étroite, ou bien selon que leur développement s'est fait d'une façon prédominante dans le sens de la largeur ou dans celui de la longueur.

Au début de l'affection, il est souvent impossible de décider si la tumeur qui commence doit être rangée dans la première ou la seconde de ces deux catégories; et nous admettons, pour notre compte, l'existence de formes intermédiaires, même dans les stades les plus avancés de l'affection.

Il existe quelquefois un groupe de végétations longues, étroites et dirigées toutes parallèlement les unes aux autres, d'avant en arrière, qui assument, par leur accolement mutuel, l'apparence d'une seule tumeur à base plate. Cette forme s'observe très-fréquemment à la voûte du pharynx et à la partie contiguë de la paroi postérieure; elle n'est évidemment pas autre chose qu'une hypertrophie de l'amygdale pharyngienne.

Nous nous contenterons de cette classification, sans essayer d'entrer dans une description détaillée des différents aspects que présentent différents cas; cette description ne présenterait, d'ailleurs, aucun intérêt pratique. Ajoutons seulement que ces végétations ne sont jamais papillaires, ce qui est dû, sans doute, à la composition histologique des organes sur lesquels se rencontrent les tumeurs en question.

Quant aux *dimensions* que ces tumeurs peuvent atteindre, nous avons observé bon nombre de cas où elles remplissaient le pharynx nasal en entier; généralement, il y en avait plusieurs à la fois.

On est très-surpris de trouver des images fort variées dans différents examens consécutifs du même sujet; souvent les tumeurs paraissent beaucoup plus volumineuses un jour qu'un autre, différence que nous ne saurions expliquer que par un afflux plus ou moins grand de sang dans ces productions pathologiques si fortemement vascularisées.

CONSIDÉRATIONS ANATOMO-PATHOLOGIQUES.

Dans notre travail de 1865, nous avons, le premier, établi l'étroite affinité anatomo-pathologique des tumeurs adénoïdes du pharynx nasal avec les granulations si connues de la paroi postérieure du gosier. Nous nous sommes basé sur l'observation de plusieurs cas où ces deux espèces de productions morbides coexistaient chez le même individu. Il nous a même été donné de constater quelquefois l'existence de degrés intermédiaires entre l'une et l'autre production pathologique chez la même personne:

OBSERVATION N° 2 (*tirée du même mémoire, page 116*).

Une dame de trente-trois ans présente une pharyngite granuleuse occupant presque la totalité du pharynx. Les mamelons caractéristiques deviennent de plus en plus évidents à mesure que le regard monte dans l'intérieur du pharynx nasal; autour des arrière-narines, ce sont des bosselures de la grosseur d'un pois.

Comparez aussi les observations n° 1 et n° 3.

On voyait ainsi, dans ces cas, que les granulations devenaient de plus en plus grosses et de plus en plus analogues aux tumeurs adénoïdes à mesure que l'on approchait de la voûte du pharynx. La différence entre ces deux espèces d'excroissances consiste donc, selon nous, en un degré plus ou moins considérable de développement, ou plutôt en ce qu'un nombre plus ou moins grand des éléments de la muqueuse normale participent au travail hyperplastique. Tandis que dans la pharyngite granuleuse ou glanduleuse (ph. folliculaire de M. Virchow) les follicules solitaires dispersés dans le pharynx buccal sont seuls hypertrophiés (Virchow) (1); (comparez aussi Rindfleisch) (2), c'est au contraire tout l'ensemble des éléments de la muqueuse du pharynx nasal qui concourt au travail hyperplastique pour former les tumeurs adénoïdes de cette région. Il faudrait, pour trouver les causes de cette variété dans la grosseur des productions morbides de l'une et de l'autre cavité, tenir compte, peut-être, de ce que déjà la muqueuse normale du pharynx nasal est plus vascularisée et plus épaisse que celle du pharynx buccal et qu'elle contient plus de tissu adénoïde et de glandes que celle-ci, dont la muqueuse se compose de tissu conjonctif.

Nos observations personnelles, déjà anciennes, nous montrent donc dans le pharynx nasal des mêmes individus des tumeurs adénoïdes et de simples granulations glanduleuses, en même temps que tous les degrés de la transition des unes aux autres; ces observations nous ont autorisé à contredire, le premier, l'opinion des auteurs qui avaient soutenu jusque-là que la pharyngite dite granuleuse ou glanduleuse se borne au pharynx buccal et épargne absolument l'étage supérieur de l'organe de la déglutition. Ainsi, en 1862, Stifft disait encore dans son mémoire sur les pharyngites chroniques (3): « La pharyngite granuleuse ne se pro-

(1) Virchow. *Pathologie des tumeurs*, trad. franç., t. III, p. 49.

(2) Rindfleisch. *Lehrbuch der pathologischen Gewebelehre*, p. 300.

(3) Stifft, *in Canstatt, Jahresbericht* de 1863.

page pas jusque dans la cavité pharyngo-nasale. » Depuis, l'analogie de structure de ces deux groupes, qui a été démontrée histologiquement, surtout par B. Wagner (1), a corroboré notre manière de voir. Il serait donc plus rationnel, selon nous, d'embrasser sous un nom collectif tout cet ensemble de productions pathologiques : mais nous préférons renoncer à cette innovation pour ne pas introduire d'éléments de confusion dans cette question.

Les tumeurs des parois latérales se composant de tissu conjonctif, additionné seulement de plus ou moins d'éléments cytogènes, le nom de tumeurs adénoïdes ne saurait s'appliquer, à proprement parler, à la totalité du groupe que nous traitons ici. On pourrait faire la même objection aux dénominations de « lymphômes, tumeurs lymphatiques ou lymphadénômes », empruntées à la nomenclature de M. Virchow (2). Peut-être ne devrait-on donner à l'ensemble qu'une dénomination et la baser sur l'aspect des tumeurs et leur rôle pathologique ; on les appellerait alors « tumeurs polypoïdes », en les distinguant ainsi, chose importante, d'avec les polypes pharyngo-nasaux sur lesquels nous allons revenir ; mais cette dénomination aurait le défaut de ne pas comprendre les granulations du gosier, sans quoi nous la préférerions à celle de « tumeurs adénoïdes ». En effet, cette dernière dénomination a été créée par Velpeau pour remplacer « l'hypertrophie glandulaire » de M. Lebert et désigne tout autre chose que ce que nous avons en vue ici.

Mentionnons encore, pour terminer l'étude histologique, les *adénômes acineux* décrits par MM. Cornil et Ranvier (3) comme siégeant au voile du palais et dans le pharynx et qui sont réellement dus à une simple hypertrophie des glandes acineuses de la région. Des études ultérieures décideront s'il faut faire à ce groupe une place dans l'ensemble qui nous occupe.

ÉTIOLOGIE.

Le grand nombre d'observations contenues dans le mémoire de M. Meyer (de Kopenhague), et les affirmations de plusieurs auteurs qui ont vu les tumeurs adénoïdes surtout chez les habitants des côtes allemandes, semblent indiquer que le rude *climat* du nord

(1) *Archiv. d. Heilkunde*, 1865, VI.
(2) Loc. cit., p. 9.
(3) Loc. cit., p. 293.

favorise tout particulièrement le développement de la maladie en question. Mais, depuis que notre attention a été appelée sur ce point pour la première fois, en 1863, au début de notre carrière otologique, nous avons recherché ces tumeurs chez ceux de nos malades qui paraissaient présenter les symptômes d'un coryza chronique ou des troubles dans le pharynx supérieur, et nous avons découvert très-fréquemment des spécimens de cette affection, plus ou moins analogues à ceux que nous avons décrits.

Pas plus que le climat, les *conditions sociales* ne nous paraissent exercer une influence décisive, car nous rencontrons ces tumeurs aussi bien dans les classes les plus élevées de la société que chez les pauvres.

Il faut donc abandonner ces généralités et examiner de plus près quelles sont les conditions spéciales du développement des tumeurs adénoïdes chez l'enfant. Ici nous rencontrons, en premier lieu, le *tempérament lymphatique* dont nous avons constaté la présence chez l'immense majorité des enfants qui portaient ces végétations. Nous ne saurions nous en étonner, vu l'étroite affinité du tissu adénoïde avec celui des ganglions lymphatiques, dont l'engorgement caractérise justement au plus haut degré cette diathèse, et nous sommes surpris, au contraire, qu'on n'ait pas encore insisté sur ce véritable trait-d'union anatomo-pathologique.

Dans un ordre d'idées différent, *l'hérédité* nous semble jouer un rôle marqué quant à l'origine de cette maladie. On a quelquefois occasion d'observer des cas vraiment frappants de transmission des tumeurs adénoïdes à tous les descendants d'une famille par un père ou une mère qui en étaient atteints, témoin l'observation suivante :

OBSERVATION N° 3.

Nous donnons, en ce moment, nos soins à *toute une famille* appartenant à la classe la plus élevée de la société, dans laquelle nous sommes à même d'étudier l'affection dans ses différentes manifestations symptomatiques. Tous les enfants sont du même lit, et tous sont atteints; l'examen du père donne un résultat absolument négatif quant au naso-pharynx ; mais il en est tout autrement de la mère : Mme X..., âgée de trente-cinq ans environ, respire constamment par la bouche et possède une prononciation un peu nasonnée. L'examen rhinoscopique montre des tumeurs adénoïdes peu volumineuses et assez dispersées; les fosses nasales sont le siège d'un catarrhe très-léger. Les amygdales sont normales. Il paraît que les troubles ont été beaucoup plus accentués dans l'enfance de Mme X... Il y aurait donc peut-être ici un de ces cas de métamorphose rétrograde des tumeurs dont nous allons traiter au chapitre du pronostic.

Passons maintenant en revue les enfants issus de ce mariage :

1. J. X..., âgé de six ans et demi, nous est amené le 16 avril 1877. Il présente un des spécimens les plus complets de l'affection. La figure porte l'expression presque pathognomonique d'hébètement; la bouche, constamment béante, donne issue à une salive abondante, quelquefois teintée de sang au dire des parents. Respiration bruyante, haletante et souvent comme entrecoupée d'un temps d'arrêt au maximum de l'inspiration. Prononciation caractéristique : au lieu de « maman », l'enfant dit « baba ». Poitrine excessivement plate (voir la symptomatologie spéciale).

L'examen local montre les amygdales normales; le pharynx nasal contient une tumeur lobée très-volumineuse et assez dure au toucher, descendant jusqu'au bord libre du voile du palais. Comme elle remplit complètement le haut de la cavité, il est impossible de préciser son insertion.

Elle est flanquée de plusieurs tumeurs beaucoup plus petites qu'elle. Les fosses nasales sont en état d'inflammation chronique très-légère; elles ne renferment aucun polype. Les dents présentent d'une façon frappante le vice de conformation décrit par M. Hutchinson, à l'exception des incisives inférieures qui sont saines. Les ganglions du cou sont engorgés. Ronflement nocturne; pas d'hémorrhagie, pas de difficulté d'avaler, pas de déformation de la face.

Les parents, chose incroyable, s'étaient peu préoccupés de l'ensemble des symptômes, pourtant si frappants et si pénibles à voir; ils ne m'avaient conduit l'enfant que pour une surdité bilatérale très-forte et déjà très-ancienne. Voici ce qui concerne les oreilles du petit malade : à gauche, il existe un écoulement purulent avec perforation de la membrane du tympan; l'ouïe est extrêmement affaiblie. La surdité presque complète du côté droit est causée par une accumulation de cérumen et disparaît, aussitôt cette matière enlevée. Le tympan montre une cicatrice en avant et en bas du bout du manche du marteau provenant d'une ancienne perforation.

Dans la suite, il y a eu ici plusieurs inflammations intercurrentes de l'oreille moyenne aboutissant toutes à la perforation du tympan, juste à l'endroit que nous venons de désigner, et guérissant rapidement par la cicatrisation sous un traitement approprié. (Comparez à cet égard l'observation n° 4.)

Les tumeurs sont enlevées successivement par le broiement (les parents se refusant à toute autre opération). L'examen microscopique des fragments montre le tissu adénoïde caractéristique. A l'heure qu'il est, l'organisme de l'enfant commence à se remettre des perturbations multiples provoquées et entretenues par ces végétations. Ce résultat décide les parents à me conduire leurs autres enfants qui présentent les phénomènes suivants :

2. Mlle J. X..., cinq ans : ouïe bonne, bouche quelquefois ouverte, prononciation un peu embarrassée ; ronfle beaucoup ; végétations nombreuses, mais moins volumineuses que chez le n° 1 et le n° 3.

3. Mlle A. X..., quatre ans : bouche toujours béante, respiration haletante, prononciation nasonnée, ronfle. On trouve plusieurs tumeurs adénoïdes considérables, multilobées, remplissant le pharynx nasal depuis la voûte jusqu'au bord libre du voile du palais.

4. Mlle M. X..., huit mois : bouche toujours béante ; il est probable qu'il existe, ici aussi, des productions morbides comme chez ses frères et sœurs, mais il est impossible, pour le moment, de s'en assurer par la palpation.

Nous ne saurions terminer ce chapitre sans mentionner brièvement que les tumeurs adénoïdes ont été trouvées très-souvent chez des sujets atteints de fissure congénitale du palais.

SYMPTOMATOLOGIE.

Lorsque les tumeurs adénoïdes ont atteint un développement considérable, le passage nasal et la trompe d'Eustache se trouvent insuffisants pour les fonctions capitales dont l'exercice exige leur perméabilité normale (respiration, prononciation et ouïe).

L'ouverture permanente de la bouche et la prononciation particulière concourent alors avec la surdité à former un *type tellement caractéristique* que l'attitude et l'élocution du malade suffiraient presque pour poser le diagnostic, sans qu'on eût besoin de recourir aux deux méthodes d'examen physique (rhinoscopie et exploration digitale) dont nous allons traiter plus loin.

Mais il en est tout autrement tant que la maladie n'est pas encore arrivée à son summum, ou que les tumeurs adénoïdes, grâce à leur siège, n'entravent que peu ou point le passage nasal ou celui de la trompe d'Eustache. Il faut alors que l'éveil soit donné par d'autres symptômes; moins strictement caractéristiques, ils doivent néanmoins appeler l'attention sur le pharynx nasal et provoquer l'examen physique spécial qui seul révélera la véritable nature de l'affection.

Nous commencerons par l'étude des signes qui devront nous guider dans l'examen des cas peu avancés :

1° SYMPTÔMES CAUSÉS PAR LES TUMEURS ADÉNOÏDES A LEUR DÉBUT.

Un catarrhe pharyngo-nasal existe dès le début de l'affection : il est caractérisé par une sécrétion abondante dans les cavités nasales et pharyngiennes. Quand on fait ouvrir la bouche du malade, on voit une nappe d'un gris verdâtre plus ou moins largement étalée qui descend le long de la face postérieure du pharynx naso-buccal. Ces masses, *souvent teintées de sang*, sont expectorées en quantité considérable par la bouche et par le nez. Des granulations du pharynx buccal se trouvent souvent en même temps que les tumeurs adénoïdes de la partie nasale, chose toute naturelle, d'après ce que nous avons dit plus haut de l'analogie de ces productions pathologiques entre elles.

Nous avons été quelquefois surpris de rencontrer des symptômes indiquant la gêne de la respiration nasale, par exemple, l'ouverture fréquente ou même permanente de la bouche, déjà à une période très-peu avancée de l'affection; mais, en général, ces phénomènes ne deviennent vraiment éclatants que si la maladie atteint un développement considérable. Nous les traiterons donc de même que les troubles du côté de l'oreille, avec plus de fruit, lors de l'étude de cette dernière période.

Les symptômes que nous venons de décrire ne donnent par eux-mêmes *aucune certitude* ; nous ne pouvons donc établir *le diagnostic exact* qui devra nous guider dans le traitement opératoire de la maladie *que sur la constatation directe de la présence des tumeurs adénoïdes.*

Si nous insistons, néanmoins, sur la séméiologie des premiers stades de l'affection, c'est que nous voudrions faire passer dans l'esprit de nos lecteurs la conviction qu'il ne faut pas se contenter de mettre ces symptômes sur le compte d'une cause générale, du tempérament lymphatique par exemple, ce que nous voyons faire journellement. Journellement aussi, on a le tort de se contenter d'un traitement général, tandis que ces symptômes indiquent qu'on est en présence d'une affection *locale*, d'un obstacle matériel. Il est nécessaire, dès lors, de procéder à un examen spécial pour parvenir à connaître cet obstacle et à le supprimer *manu armatâ*.

Une fois cette nécessité reconnue, l'examen digital ou rhinoscopique nous fera vite reconnaître l'existence des végétations caractéristiques. La dernière de ces deux méthodes nous donnera aussi l'explication de la sécrétion abondante : on verra sourdre des gouttelettes, ou même de véritables gouttes, des ouvertures nombreuses qu'on trouve dans ces cas à la tonsille pharyngienne, aux pavillons des trompes et dans la fosse de Rosenmüller, surtout lorsqu'on exerce une pression ou que le malade contracte les muscles de cette région.

2° SYMPTÔMES DES TUMEURS ADÉNOÏDES AUX PÉRIODES AVANCÉES DE L'AFFECTION.

Arrivées à un certain développement, les tumeurs adénoïdes donnent lieu, par les désordres qu'elles causent dans le pharynx nasal et dans les organes voisins, à une multitude de symptômes, variables d'après le siège des végétations. Suivant leur implantation, elles intéressent tantôt la respiration et la phonation quand elles viennent à supprimer le passage naso-pharyngien ; tantôt, par une action directe sur les trompes d'Eustache, elles compromettent la fonction, l'intégrité même de l'organe de l'ouïe.

Dans les cas où ces végétations remplissent la totalité du pharynx nasal, tous les symptômes se montreront réunis et poussés à leur maximum.

Pour procéder méthodiquement, nous considèrerons d'abord l'abolition du passage naso-pharyngien avec ses conséquences directes ou éloignées, et ensuite seulement les désordres que subit l'organe de l'audition.

A. La suppression de la respiration nasale et ses conséquences.

Dans les cas où les tumeurs adénoïdes atteignent un volume suffisant pour oblitérer les ouvertures postérieures des deux fosses nasales, l'air est obligé de passer, pendant l'acte de la respiration, par la bouche ; celle-ci, dès lors, reste continuellement béante. Une obstruction même incomplète des passages nasaux suffit souvent pour les rendre impropres à leur fonction physiologique ; car, quelle que soit la rapidité avec laquelle les molécules d'air traversent alors l'endroit rétréci, elles n'arrivent plus en quantité suffisante aux poumons dans les cas où la lumière des deux fosses nasales est trop petite.

Cette substitution de la voie buccale aux fosses nasales pendant la respiration entraîne une série de conséquences fâcheuses que nous allons étudier l'une après l'autre.

La première est

a) le *changement de la physionomie*

que nous avons exposé à la page 475.

b) *Action sur le pharynx.*

Dans la plupart des cas, cette substitution d'un passage aérien à un autre n'a pas lieu sans porter préjudice aux deux voies respiratoires.

Lorsqu'on respire normalement, c'est-à-dire par le nez, l'air inspiré subit un double changement physique en traversant les méandres longs et étroits des fosses nasales : d'une part, il s'élève, aux dépens de leurs parois, à une température plus voisine de celle de l'intérieur du corps que ne l'est généralement celle du milieu ambiant ; d'autre part, il commence, pendant son passage, à se saturer d'une plus grande quantité de vapeur d'eau, conformément à ce réchauffement, attendu que la quantité de vapeur aqueuse que l'air peut renfermer augmente avec la température. Par conséquent l'air inspiré par le nez arrive dans le pharynx échauffé et plus ou moins saturé d'eau.

Il en est tout autrement quand l'inspiration se fait par la bouche : après avoir effleuré une partie de la face supérieure de la langue et de la voûte palatine, l'air frappe alors, pour ainsi dire, d'emblée la paroi postérieure du pharynx buccal, et emprunte de la chaleur et de l'eau aux parties qui forment l'isthme et le fond du gosier et le commencement de la voie laryngo-trachéale : en d'autres termes, *il les refroidit et les dessèche.* C'est surtout le revêtement muqueux de la paroi postérieure du pharynx buccal qui est atteint, non-seulement dans son épithélium, mais jusqu'aux couches superficielles de la muqueuse même.

L'état d'irritation chronique, ainsi provoqué et entretenu par la respiration buccale, a déjà été apprécié par plusieurs auteurs (1). Il

(1) Voir entre autres l'excellent compte-rendu des transactions de la section otologique du congrès international de Bruxelles, 1875, par MM. les docteurs Delstanche fils et Ledeganck.

nous semble cependant qu'on va un peu trop loin en imputant à cette respiration vicieuse l'origine même de la *pharyngite granulo-adénoïde*, et nous pouvons nous prévaloir ici de l'appui du savant auriste de Glasgow, notre excellent ami le docteur James Patterson Cassells, qui, lui aussi, exprime des doutes à ce sujet. Pour notre compte personnel, nous pensons qu'il y a là une certaine confusion entre la cause et l'effet, la pharyngite granulo-adénoïde provoquant la respiration buccale (par l'occlusion des ouvertures postérieures des fosses nasales), plutôt qu'elle n'en saurait être le résultat. Personne n'ignore, d'ailleurs, que cette affection s'observe journellement chez un très-grand nombre de personnes qui respirent par le nez, ce qui diminue singulièrement la probabilité de l'hypothèse susmentionnée.

Toutefois nous ne contestons pas que le dessèchement et le refroidissement de la muqueuse du pharynx buccal, conséquences de la respiration par la bouche, ne puissent, dans une certaine mesure, aggraver une pharyngite granuleuse déjà existante, en entravant la circulation sanguine dans les couches superficielles de la muqueuse.

Il nous semble même qu'il peut se présenter en ce cas un véritable cercle vicieux sur lequel on n'a pas encore dirigé l'attention : « Pharyngite granulo-adénoïde, conduisant à la formation de tumeurs adénoïdes dans le pharynx nasal ; celles-ci interceptant la respiration par le nez et provoquant celle par la bouche ; de là, nouvelle irritation du gosier et aggravation de la pharyngite, etc. »

c) Influence sur les fosses nasales.

Ce n'est pas impunément qu'un organe est soustrait d'une manière durable à l'exercice de sa fonction ; ce principe, qui régit l'organisme entier, se confirme également pour les fosses nasales, dans les cas où un obstacle quelconque les a privées pendant longtemps du passage de l'air atmosphérique. On note, dans ces circonstances, une dégénération considérable de la membrane pituitaire. Voici ce que dit à cet égard notre ami le professeur Stoerk de Vienne (1) : « Lorsque le nez a cessé depuis longtemps de participer à la respiration, la membrane de Schneider devient hydropique et perd sa structure normale ; ses follicules muqueux, ainsi que leur contenu, subissent la métamorphose colloïde. Le revêtement des cornets finit par ressembler à des sacs colloïdes, jaunâtres,

(1) Discours prononcé au congrès de Gratz (1875) ; dans les *Archives d'otologie*, X, p. 281.

auxquels la médication la plus énergique ne saurait plus rendre leur structure normale. » Quant à notre point de vue personnel, nous ne cachons pas que quelques auteurs nous semblent pousser un peu trop loin ces tentatives d'explication ; nous pensons qu'on a pu, ici aussi, faire une confusion de cause à effet, en envisageant l'obstacle apporté à la respiration comme étant primaire, et l'hypertrophie ou la dégénérescence de la pituitaire comme étant secondaire dans des cas où celle-ci a, au contraire, causé l'oblitération nasale au lieu d'en être la suite.

On a déjà noté que, dans les cas de tumeurs adénoïdes, le nez se présentait extérieurement comme peu volumineux, mince, à dos tranchant et à ailes comme pincées (cf. Robert, sur les suites de la respiration buccale dans l'hypertrophie des amygdales) (1).

Nous devons dire que nous n'avons pas observé ce symptôme d'une façon constante.

Dans un grand nombre de cas de végétations adénoïdes, il y a *rhinite chronique* avec augmentation de la sécrétion. La muqueuse se trouve tuméfiée ; celle qui revêt les cornets inférieurs est quelquefois tellement grossie que les extrémités postérieures de ces organes forment de véritables tumeurs faisant saillie dans le pharynx nasal et nécessitant des opérations spéciales. Le gonflement de la muqueuse complique encore l'expulsion des masses si abondamment sécrétées dans ces cas.

d) L'odorat.

L'odorat est généralement affaibli, et souvent même aboli dans les cas très-avancés. Nous pensons que deux causes agissent ici conjointement : la dégénération de la muqueuse et l'occlusion naso-pharyngienne. Point n'est besoin d'insister sur l'obstacle que l'épaississement de la membrane de Schneider et de son épithélium doit apporter à l'action des substances odorantes sur les terminaisons du nerf olfactif. Il en est de même d'une sécrétion trop abondante, ou bien de l'état contraire, d'une sécheresse prononcée de la pituitaire dans la région olfactive.

Quant à l'occlusion postérieure des fosses nasales, la physiologie nous apprend qu'il faut une certaine impulsion, un courant d'air qui amène la substance volatile sur la région où s'épanouissent les

(1) Alph. Robert, Mémoire sur le gonflement chronique des amygdales chez les enfants, *in Bull. général de Thérapeutique*, 1843 ; t. XXIV, p. 343.

ramifications terminales du nerf spécial. Ce courant d'air est fourni par l'inspiration nasale, et ne peut, par conséquent, être établi quand celle-ci est devenue impossible. Sans posséder ces connaissances spéciales, chacun sait que, pour se soustraire à l'impression d'une odeur quelconque, il suffit de retenir sa respiration ou de respirer exclusivement par la bouche.

Il est donc évident que les deux causes que nous venons d'énumérer, l'affection de la muqueuse et l'occlusion naso-pharyngienne, concourent dans l'affection adénoïde pour suspendre l'exercice du sens de l'odorat. Nous n'avons pas besoin d'énumérer les dangers auxquels nous expose la privation de ce sens.

Il faut rappeler ici également les rapports étroits, mais encore obscurs, des *impressions gustatives* et olfactives, en raison desquels tout affaiblissement de l'odorat porte préjudice au goût.

Nous avons essayé d'étudier de plus près ces rapports à l'état physiologique, en expérimentant sur nous-même : voici brièvement le résultat de nos recherches : l'odorat collabore à l'appréciation gustative de la façon suivante : nous baissons légèrement le voile du palais, de façon à établir une communication entre le pharynx buccal et le pharynx nasal. Puis, nous émettons un courant d'air *expiratoire* qui, en passant derrière l'isthme du gosier, entraîne et amène aux fosses nasales l'air de la cavité buccale imprégné des effluves des aliments. On peut vérifier de diverses façons ce que nous avançons : en se pinçant le nez par exemple, ou bien, en faisant des mouvements d'inspiration au lieu d'expiration ; immédiatement la sensation gustative deviendra plus obtuse, et il ne restera que la perception des saveurs que nous voudrions appeler simples, le sucré, le salé, etc.

Il serait à désirer que d'autres observateurs expérimentassent sur eux-mêmes la valeur de notre hypothèse.

e) *Influence sur la pureté de l'air inspiré.*

En dehors de leurs autres fonctions importantes, les fossses nasales président à la purification de l'air inspiré. Pendant son passage dans les anfractuosités si multiples de ces cavités, l'air est tamisé et dépouillé des impuretés qu'il contient si souvent, telles que : poussière, fumée, etc., et dont une partie est arrêtée dans les mucosités qui tapissent l'intérieur du nez.

Nous n'avons qu'à rappeler les travaux de M. Pasteur (1) et ceux

(1) *Annales de Chimie et de Physique*, 3me série, t. LXIV, 1862, pages 5-

de M. Tyndall (1) qui nous ont appris combien l'air que nous respirons contient de poussière, soit organique, soit anorganique. Celle-ci, la plus grossière, se compose de détritus minéraux, la poussière organique consiste surtout en spores : MM. Smith et Davis estiment à 37 millions et demi le nombre de spores contenu dans le volume d'air qu'on inspire dans l'espace de 10 heures, évaluation extrêmement approximative, cela va sans dire (2).

Lorsqu'on veut se rendre compte du degré de pollution de l'air que nous respirons dans certaines conditions, et de la quantité de choses nuisibles pour les organes profonds de la respiration qu'il charrie, on n'a qu'à examiner le mucus nasal après une soirée passée au bal, au spectacle ou dans un café encombré de monde.

Dans le même ordre d'idées, on peut apprécier les avantages de la respiration par le nez d'une façon différente : c'est en examinant la respiration des personnes qui séjournent au milieu d'une atmosphère polluée par la fumée ou d'autres substances nuisibles, par exemple, dans des ateliers où il voltige des poussières d'acide chromique ou de ses sels, de la farine, des rognures de poils, etc., etc. Cet air contaminé n'incommode que peu ou pas du tout ceux qui l'aspirent par le nez, tandis qu'introduit par la bouche, il provoque une respiration bruyante, pénible et désordonnée. M. Cassells fait ressortir avec beaucoup de vigueur l'importance du passage nasal pour la purification de l'air d'inspiration, dans un mémoire auquel il a donné pour titre une application spirituelle du proverbe anglais : « Ferme ta bouche, et tu sauveras ta vie (3). »

Il faut rappeler ici que les conditions physiques de l'air introduit dans le poumon ne sauraient être indifférentes : ainsi que nous l'avons déjà dit plus haut, la respiration nasale rend l'air inspiré non-seulement plus pur, mais encore plus humide et plus chaud que la respiration buccale ; cette dernière vue théorique a été confirmée expérimentalement par M. Gréhant (4) qui, à une température ambiante de 22°, a trouvé 33°, 9 pour l'air d'expiration, après

110 ; voyez aussi : Comptes-rendus de la société chimique de Paris (1859) et de l'Académie des Sciences (1860).

(1) Tyndall, *On dust and smoke. Proceedings of the royal institution of Great Britain*, 9 juin 1871.

(2) Paul Niemeyer, *Atmiatrie*, p. 86.

(3) J.-P. Cassels : *Shut your mouth and save your life.* Edinburgh, 1877.

(4) Gréhant, *Recherches physiques sur la respiration de l'homme*, Paris, 1864, pages 28 et 29.

une inspiration par la bouche, et 35°, 3 pour celui émis après une inspiration par le nez. (L'expiration se faisait dans les deux cas par la bouche.)

f) Influence sur le développement des enfants en bas âge.

Si la respiration nasale a une grande valeur pour la santé à tout âge, elle est d'une importance capitale *dans l'enfance*, principalement dans la première année de l'existence, comme nous l'ont appris les importantes recherches de notre illustre maître Rayer (1) et de Billard (2). Au commencement de la vie, l'enfant ne sait absolument pas respirer par la bouche, *même lorsqu'il a le nez obstrué;* nous savons par M. Kussmaul (3) que les enfants à la mamelle, lors même qu'ils dorment la bouche ouverte, n'en respirent pas moins exclusivement par le nez. Ces détails, insignifiants en apparence chez un enfant sain, acquièrent une importance vitale dès que son nez vient à s'obstruer pour une cause ou pour une autre. Rien de lamentable comme de voir téter un enfant qui ne peut pas respirer par le nez; il est obligé de lâcher le sein à chaque instant pour chercher à aspirer l'air par une voie qui ne lui est pas familière. Même agitation pénible pendant le sommeil, entrecoupé quelquefois par de véritables accès d'asthme. M. Kussmaul admet même que des mouvements d'inspiration faits, le nez étant imperméable et la bouche fermée, peuvent amener une hyperémie aiguë des poumons.

D'après M. Bouchut (4), la respiration buccale peut provoquer des accidents encore plus graves : « Dans ces cas, dit-il, l'air passe surtout par la bouche restée béante à cet effet. Il entraîne la lèvre inférieure en arrière comme une soupape; il fait de même pour la langue qui se redresse, se recourbe et applique sa face inférieure sur le voile du palais, de façon à obstruer la cavité buccale. »

Lorque l'enfant a enfin appris à respirer par la bouche, il est sujet à toutes les conséquences nuisibles de cette habitude, telles que nous les avons énumérées, et encore à d'autres plus particulières au jeune âge : ainsi le docteur Paul Niemeyer (5) attribue à la respiration buccale certains accès de faux croup qu'on observe chez les

(1) Rayer, *Note sur le coryza des enfants à la mamelle*, 1820.

(2) Billard, *Traité des maladies des enfants*, 1828, p. 461, suiv.

(3) *Zeitschr. f. rat. Medicin*, 1865, p, 225.

(4) Bouchut, *Traité pratique des maladies des nouveau-nés*, etc. 6me édition, 1873, p. 249 suiv.

(5) Loc. cit., p. 29.

enfants aux premières heures de la nuit : ils proviendraient du dessèchement de la glotte consécutif à la respiration par la bouche.

g) Le ronflement.

Parmi les personnes atteintes de tumeurs adénoïdes que nous avons observées, toutes celles chez lesquelles l'affection était avancée présentaient une habitude désagréable : *le ronflement nocturne.* En examinant des ronfleurs lorsqu'ils produisent leur musique si redoutée des personnes qui ont le sommeil léger, on constate qu'ils respirent tous la bouche ouverte ; de même, si l'on cherche à imiter le ronflement, on verra immédiatement qu'il est impossible de produire ce bruit en fermant la bouche. Puisque nous voyons ainsi que la respiration buccale est la condition *sine quâ non* du ronflement, nous ne serons pas surpris le moins du monde de rencontrer cette mauvaise habitude chez des personnes respirant par la bouche pour cause de tumeurs adénoïdes. Nous le serons d'autant moins que l'épaississement de toute la muqueuse pharyngienne et l'abondante sécrétion habituelles dans cette affection concourent encore à rétrécir la voie respiratoire, et à augmenter la rapidité du courant d'air, le rendant ainsi plus apte à faire entrer en vibrations sonores la luette et le voile du palais du malade, surtout dans le décubitus dorsal, où la langue retombe en arrière et retrécit encore un passage déjà si étroit.

h) Arrêt de développement et déformation du thorax.

Nous avons trouvé chez beaucoup de jeunes sujets atteints de végétations adénoïdes très-volumineuses non-seulement un *développement extrêmement imparfait de la cage thoracique, mais encore une déformation notable de ses parois,* particularités peu connues et qu'il nous paraît fort important de signaler. Chez tous ces sujets, la poitrine était d'une platitude frappante, tout à fait en désaccord avec le développement général de l'individu ; chez quelques-uns, il y avait, de plus, des déformations très-accentuées ; la plupart du temps, c'était une forte dépression vers la région des côtes moyennes. Dans un cas (jeune homme de 18 ans, très-robuste d'ailleurs), nous avons trouvé, au contraire, le *pectus carinatum*, le thorax d'oiseau si caractéristique pour la déformation rachitique et reconnaissable par les deux gouttières verticales comme également par la proéminence des cartilages chondro-sternaux. Et pourtant, ni les antécédents du malade, ni l'inspection minutieuse du corps, ne faisaient rien découvrir qui pût indiquer un état rachitique antérieur.

En réfléchissant à l'*origine de cette déformation,* nous pensons qu'il ne faut pas la chercher dans la respiration buccale habituelle, attendu que celle-ci ouvre à l'air inspiré et expiré une voie suffisamment large pour n'entraver en rien le développement régulier de la cage thoracique. Il nous semble plutôt qu'il faut remonter dans l'histoire de chaque malade à une période où il n'avait pas encore adopté exclusivement la respiration buccale, période qu'on pourrait appeler celle de transition et de lutte. Voici comment les choses se passent probablement : les tumeurs ne parvenant que petit à petit à leur maximum de volume, il arrive nécessairement une époque où l'obstruction des arrière-narines, bien qu'incomplète d'habitude, devient gênante pendant certaines poussées de turgescence plus grande ou de sécrétion plus copieuse qui sont particulières à l'affection. Dans ces moments-là, la respiration nasale devient insuffisante ; mais, comme le malade n'a pas encore exclusivement adopté la respiration buccale, il fermera de temps en temps involontairement la bouche et essayera de respirer par le nez ; celui-ci se trouvant fermé, l'élargissement de la cage thoracique ne peut pas se faire. De là, abaissement du diaphragme et contraction des muscles intercostaux (des externes surtout) qui tendent à élargir le thorax en l'emplissant d'air par la voie de la glotte ; de là aussi, affaissement de celui-ci. Cet affaissement provient de la prédominance de la pression atmosphérique d'une part, et, d'autre part, de l'élasticité du tissu pulmonaire qui tend à diminuer le volume du poumon à mesure que diminue la pression intra-pulmonaire. Il arrive dans ces cas, qu'à la longue, sous l'influence de la pression atmosphérique, les espaces intercostaux se creusent et que même les cartilages costaux se déforment. Il doit en être de même si la bouche se ferme pendant le sommeil ou que le voile du palais du dormeur, cédant à la fatigue des muscles qui le tenaient levé, retombe, ouvrant ainsi un accès inutile dans des fosses nasales oblitérées, pendant qu'il ferme l'entrée de la cavité buccale.

Lorsque ces troubles se produisent pendant la période de croissance, ils peuvent avoir des suites durables et imprimer à la forme définitive du thorax les altérations que nous venons de décrire.

Un cas, que nous observons en ce moment, nous confirme dans l'explication que nous proposons : c'est une petite fille de 7 ans dont la respiration, saccadée en général, est entrecoupée par des moments d'étouffement toutes les fois qu'elle s'oublie et qu'elle ferme la bouche. Ici aussi, il y a comme un affaissement général du thorax sur lui-même, et, de plus, les altérations particulières décrites ci-dessus.

Il est extrêmement intéressant de rappeler à cette occasion que Dupuytren (1) a trouvé une déformation considérable du thorax chez des personnes atteintes d'hypertrophie très-forte des amygdales.

M. Lambron s'est occupé du même sujet ; il attribue les déformations, dont il a donné une excellente description, à l'hypertrophie des amygdales, comme Dupuytren l'avait fait avant lui. Il croit que les changements apportés à la configuration du thorax sont dus aux contractions énergiques et répétées du diaphragme dont les points d'insertion mobiles finiraient par être attirés en dedans (voir l'article de M. Desnos (2) : Amygdales, Inflammation chronique, Hypertrophie).

Il nous semble que l'opinion de Dupuytren et de ceux qui abondent dans son sens demande à être confirmée par de nouvelles recherches.

Nous inclinons à penser que les cas en question ont dû présenter une complication alors inconnue : l'affection adénoïde du pharynx, et qu'il aurait fallu imputer à celle-ci les conséquences graves de la maladie pour le squelette de la poitrine. Il est vrai que l'existence simultanée de deux amygdales excessivement hypertrophiées doit singulièrement compliquer la situation chez un individu porteur de tumeurs adénoïdes, en ajoutant à l'occlusion naso-pharyngienne un rétrécissement sérieux de la voie respiratoire buccale du côté de l'isthme du gosier. Inutile d'ajouter que ni Dupuytren ni Robert ne peuvent être accusés d'avoir négligé une affection qui ne devait être reconnue que longtemps après la mort de ces deux grands chirurgiens.

Il va sans dire que, pour n'avoir que des résultats inattaquables, nous avons eu soin d'exclure, dans l'étude de ce point, les cas qui présentaient l'hypertrophie des amygdales en même temps que des tumeurs adénoïdes. Nous serons obligé, d'ailleurs, de revenir sur cette question en traitant du diagnostic différentiel.

i) Influence sur la prononciation (le nasonnement).

Ce n'est pas seulement pour la respiration normale que le libre passage du nez est nécessaire ; il existe une autre fonction, d'une

(1) Dupuytren, *Mémoire sur la dépression latérale des parois de la poitrine;* in *Répertoire général d'anatomie, etc.* 1828, p. 110—119.

(2) In : *Nouveau Dictionnaire de méd. et de chir. prat., vol. II.*

importance sociale sans pareille, et dont l'exercice régulier exige péremptoirement que les fosses nasales soient perméables : nous voulons parler du *langage*, de la *prononciation*. Tandis qu'en effet, en cas d'occlusion de ces canaux, la respiration peut encore se faire d'une façon suffisante par la bouche, il existe, au contraire, certaines lettres pour la prononciation desquelles les conduits du nez doivent absolument être libres : ce sont celles qu'on peut appeler *résonnantes* parce que leur émission exige que l'air puisse s'échapper par les fosses nasales, et y provoquer des vibrations sonores. De là, l'impossibilité pour nos malades, lorsque l'affection est assez avancée pour oblitérer le passage naso-pharyngien, de prononcer ces résonnantes, *m* et *n*. Si le malade veut les former, il les remplace par d'autres, au moyen d'une substitution dont nous allons chercher à pénétrer le mécanisme : au lieu de *m* il dit *b*, et *n* devient *d* (par exemple, *même* se prononce *bêbe* ; *nez* se transforme en *dez*). Outre cela, les *sons nasaux* sont défigurés, ce qu'on n'a pas encore noté jusqu'ici pour la prononciation française.

Si l'on ajoute à ces substitutions un timbre particulier, un je ne sais quoi de sourd, d'étouffé, de voilé, qui résulte de l'absence de la résonnance des sons vocaux dans le nez et dans le pharynx nasal, résonnance si importante pour une bonne émission de la voix, on obtient le langage caractéristique qui constitue le dernier degré du *nasonnement*.

Il nous paraît digne d'intérêt de pousser plus loin nos investigations et de chercher à nous rendre compte des origines de cette espèce de langage ; nous le ferons avec d'autant plus de soin que, bien que l'étude des troubles de la prononciation caractérisant les stades avancés de l'affection en question soit très-curieuse, nous n'en avons trouvé nulle part une explication basée sur le mécanisme de la phonation et les conditions physiques nouvelles créées par la maladie. Et pourtant certains vices de la prononciation sont d'une importance sociale hors ligne ; ils impriment à l'individualité du sujet quelque chose de caractéristiquement défavorable qui, de tout temps, a vivement frappé l'auditeur. Cette importance de la voix parlée n'a pas échappé à Pline. *Vox in homine magnam vultus habet partem*, dit le naturaliste latin (la voix chez l'homme contribue beaucoup à constituer la physionomie individuelle (1).

Et, de tous les vices de la prononciation, le nasonnement est peut-être (après le bégayement) celui qui porte le plus grand préjudice

(1) Pline. *Hist. nat.*, XI, § 112, traduction de M. Littré.

aux avantages sociaux de l'individu, en lui imprimant quelque chose de niais et d'épais.

Tâchons d'analyser les conditions physiologiques de la phonation et de déterminer pourquoi, *dans le cas dont il s'agit*, il y a substitution de certaines lettres à certaines autres, et comment elle s'opère.

Nous commencerons par la consonne *m*; en la prononçant, on chasse l'air par le nez, pendant que la cavité buccale est fermée en avant par l'application des lèvres l'une contre l'autre, et ouverte en arrière, l'isthme du gosier restant béant. Les parties étant ainsi disposées, l'air contenu dans la bouche et dans les fosses nasales entre en vibrations sonores lorsqu'on prononce *m*. Or, la même configuration de la cavité buccale sert pour prononcer *b* (lettre labiale, de même que *m*), mais avec cette différence qu'ici le voile du palais se lève pour interdire l'accès du nez, et que le courant d'air doit alors rompre la cloison formée par les lèvres. On peut donc appeler *b* une lettre *explosive* (le célèbre acousticien Chladni nommait les consonnes de cette catégorie *lettres de fermeture* (1).

S'il arrive qu'un obstacle pathologique, des tumeurs adénoïdes par exemple, ferme le passage aérien du pharynx aux fosses nasales, l'air ne pourra plus s'échapper par celles-ci, et passera forcément par l'unique issue possible, en écartant les lèvres : c'est ainsi que la lettre labiale explosive (*b*) vient remplacer la lettre labiale résonnante (*m*) dans le cas pathologique que nous avons en vue (2).

Il en est de même pour la substitution du *d* à l'*n*; seulement ces deux lettres sont des *linguales*, ce qui veut dire qu'ici la fermeture, au lieu d'être constituée par les lèvres, est effectuée par la langue, qui applique sa pointe aux incisives supérieures et à la partie voisine de l'arcade alvéolaire ; en comparaison avec les consonnes labiales, l'obstacle se trouve donc, pour ainsi dire, reporté d'une étape en arrière. Au demeurant, le mécanisme de la substitution pathologique est le même que dans le cas précédent : la fermeture linguale antérieure de la cavité buccale est nécessaire dans la prononciation

(1) Voyez Brücke : *Grundzüge der Physiologie, etc., der Sprachlaute*, Vienne, 1856 ; 2e éd. 1876. (Comparez aussi le mémoire du même auteur contenu dans les Transactions de l'Académie des sciences de Vienne ; mars 1849, I, page 141 suiv.)

(2) Comparez l'excellent article de M. Blake de Boston intitulé : *Intra-tympanic pressure during phonation, in : Transactions of the american otological Society. Vol. 2, part. 1. 1875.*

de l'*n* qui exige que l'air puisse passer dans le nez; la même fermeture sert pour prononcer *d*, mais seulement à condition que le courant d'air vienne la rompre. Lors donc que le chemin du nez se trouve interdit, comme dans notre cas, et qu'on veut prononcer *n*, l'air opère la rupture de l'obstacle linguo-palatin et substitue ainsi la consonne *d* à l'*n*, la lettre linguale explosive à la lettre linguale résonnante qui lui correspond (1).

Il en est de même pour l'*n* qui fait partie de *gn*.

Il nous reste à nous occuper d'un groupe de sons phonétiques que nous trouvons également modifiés dans le nasonnement, mais qu'on n'a pas, que nous sachions, étudiés à ce point de vue spécial : ce sont les *voyelles nasales*, telles qu'on les prononce en France (2).

Ici, le rétrécissement est formé par le redressement de la base de la langue d'une part, et, de l'autre, par l'abaissement du voile du palais. L'ouverture spéciale qui produit le son caractéristique se trouve donc reportée encore plus en arrière que pour les lettres linguales. Les voyelles nasales se forment pendant que la colonne d'air, se divisant entre la voie buccale et la voie nasale, s'échappe en partie à travers l'ouverture circonscrite par le voile du palais et le dos de la langue qui se rapprochent l'un de l'autre, et passe en même temps dans les fosses nasales, de manière à y provoquer la résonnance caractéristique de la prononciation française. Les voyelles *a*, *e*, *o* et *u*, prononcées avec cette position des organes vocaux, deviennent nasales et donnent *an*, *ein*, *on* et *un*.

Lorsque la voie nasale est interdite, deux choses sont possibles d'après ce que nous avons observé: 1° ou bien la voyelle simple correspondante vient remplacer la voyelle nasale, par exemple, *penchant* ressemble à *pacha*, ; 2° ou bien un *g* vient s'ajouter à la voyelle, *penchant* devient *pague-chague*. Dans ce dernier cas, l'obstacle est *brusquement* franchi et toute la masse d'air s'échappe par la cavité buccale ; il arrive donc ici également que des lettres pour lesquelles il est nécessaire que la colonne sonore puisse pénétrer en totalité ou en partie dans les fosses nasales, se trouvent remplacées par une *explosive*, lorsque, comme dans notre cas, l'accès de ces cavités se trouve intercepté à leur entrée postérieure.

Nous profitons de l'occasion pour insister un moment sur un sujet qui demande quelques explications.

(1) Voir le travail de M. Rosapelly, dans les *Travaux du laboratoire de M. Marey*, 1876 (Tracés pour *m* et *n*, p. 125, série A, 2 et 3).

(2) Rappelons ici que *m* et *n* s'appellent aussi semi-vocales ou nasales (Rumpelt), ou rhinophones (Czermak).

On confond souvent les sons nasaux de la langue française (et que nous appellerons pour cette raison *sons nasaux français*) avec des sons appelés également *nasaux*, mais d'une sonorité différente, que possèdent les autres langues latines (l'espagnol, l'italien, le portugais), l'anglais et l'allemand. M. Segond (1) a, le premier, fait cette importante distinction. Nous appellerons ces derniers *sons nasaux non-français*. Ils s'emploient également dans certaines contrées du midi de la France, où ils remplacent les sons nasaux français ; dans d'autres, on substitue, d'après ce que nous avons remarqué, à la voyelle au timbre nasal, la voyelle suivie d'*nn*. Par exemple, *monde* devient *monn-de* (2).

La différence entre les deux catégories de sons nasaux consiste, selon nous, en ce que le rétrécissement constitué par le rapprochement du dos de la langue et du voile du palais est infiniment plus complet pour les sons nasaux étrangers que pour la prononciation française de ces sons (voir aussi, sur ce chapitre, le travail de M. Brücke, publié dans les Transactions de l'Académie des sciences de Vienne, 1849).

Les sons nasaux non français que Brücke désigne par π^1 et π^2 (exemples : allemand dans Klingel, Enge, Wange, anglais dans Tinker, Angle, etc., etc.) sont des résonnants également ; mais, comme nous venons de le dire, la fermeture buccale est ici plus étroite, et le pertuis nasal encore plus indispensable que pour les sons nasaux français. Lorsque le nez est fermé en arrière, il est impossible de les prononcer, et l'air forçant l'entrave palato linguale produit un *gh* ; par exemple, *Klingel* devient *Kligghel*.

L'ensemble des substitutions provoquées par l'obstruction nasale postérieure constitue le *nasonnement*, qu'il faut distinguer du *nasillement* (*naeseln* des Allemands, *twang* des Anglais). Le nasonnement se trouve d'une façon passagère chez les personnes enrhumées, et

(1) *Archives générales*, 1848, p. 346 suiv.

(2) Quant aux sons nasaux dits français, nous avons été surpris de trouver qu'ils ne sont pas aussi exclusivement propres à la prononciation française qu'on le croit (par exemple M. Brücke. loc. cit. 39) : nous les avons rencontrés dans certains dialectes sud-allemands, entre autres dans celui de Francfort-sur-le-Mein, et dans certains patois de l'Autriche.

Par conséquent, il n'est plus surprenant que les personnes originaires des pays que nous venons de citer apprennent, pour ainsi dire d'emblée, à prononcer les sons nasaux de la langue française ; tandis que l'Allemand du nord ne parvient qu'avec plus de peine à les substituer aux sons nasaux non français tels qu'il les prononce dans sa langue maternelle.

est provoqué par la tuméfaction intense de la muqueuse nasale.

Il est surprenant que, seule, la langue française possède des expressions différentes pour distinguer ces deux vices de prononciation tout à fait différents, et que les autres langues modernes, au moins celles que nous connaissons, les confondent ; même en français, d'ailleurs, cette distinction n'est pas bien répandue : les mots *nasonner* et *nasonnement* ne se trouvent pas dans la plupart des dictionnaires classiques (Académie française, Littré, Larousse, etc.). Nous les avons trouvés cependant dans Lachâtre et dans Boiste.

Même dans le langage médical, on se sert de ces termes pour désigner des vices de prononciation fort différents les uns des autres ; ainsi on les applique à la manière de parler des personnes qui ont le nez bouché et à celle des malades atteints de fissure du palais. Les conditions physiques étant entièrement différentes dans l'un et l'autre cas, nous n'avons été nullement étonné de trouver que les substitutions des phonèmes sont opposées dans les deux cas. Nous reviendrons d'ailleurs, à une autre occasion, sur ce point intéressant ; ici, bien entendu, nous ne traitons que le vice de prononciation caractérisé par les substitutions décrites ci-dessus.

Le nasonnement diffère du *nasillement* en ce que celui-ci est produit par une résonnance nasale exagérée qui accompagne tous les sons, et non pas, comme cela a lieu normalement, les résonnants seulement ; en touchant le nez on perçoit, dans ce cas, une vibration continue, et on peut nasiller artificiellement, en rétrécissant ou en pinçant la partie cartilagineuse du nez près de la partie osseuse. On peut donc dire qu'en prononçant régulièrement, on parle du nez pour certaines lettres (m, n et voyelles nasales), qu'en nasillant, on parle *trop* du nez (résonnance nasale généralisée et augmentée), et qu'en nasonnant, on parle *sans l'aide du nez* (résonnance nasale faisant défaut). Ces distinctions ont été entrevues par Dodart (1), Gerdy (2) et M. Segond (3) ; voir l'excellent mémoire de ce dernier auteur sur les modifications du timbre de la voix humaine (4).

(1) *Mémoire sur les causes de la voix de l'homme, etc.* (*Mém. de l'Acad. des sciences*), 1700, p. 6 et 7.

(2) *Mémoire sur la voix et la prononciation*, 1842.

(3) Loc. cit.

(4) Le défaut de prononciation décrit dans ce chapitre rappellera certainement au lecteur familiarisé avec la littérature anglaise un des types les plus frappants des romans de Dickens. Dans *Oliver Twist*, il fait parler de cette façon un jeune homme nommé Barney. D'ailleurs, le pseudonyme même du grand humouriste qui a signé longtemps *Boz* (corruption de *Moz-Moses*-

Nous ne saurions quitter l'étude de ce symptôme sans faire ressortir que, pour qu'il y ait nasonnement, le passage nasal doit pour ainsi dire être *aboli* complètement. Tandis qu'une simple gêne à l'entrée postérieure des fosses nasales suffit déjà pour rendre impossible la respiration par le nez qui nécessite un courant rapide et large, la phonation se contente d'une circulation aérienne beaucoup moins libre. Ainsi nous donnons nos soins en ce moment à un garçon de huit ans, fils d'un confrère de Paris très-estimé, chez lequel on constate facilement la présence de tumeurs adénoïdes très-grosses avec presque tout leur cortège de symptômes, tels que surdité, respiration buccale, ronflement nocturne, etc., mais chez lequel la prononciation est restée bonne, le passage pharyngo-nasal n'étant pas absolument intercepté, mais seulement rétréci.

k) Influence sur le larynx et sur la voix chantée.

Nous touchons ici à un point très-obscur : on a observé plusieurs fois des aphonies paralytiques qui résistaient au traitement électrique, souverain d'ordinaire en pareil cas, et ne guérissaient que le jour où l'on avait enfin enlevé, soit une tonsille pharyngienne hypertrophiée, soit d'autres tumeurs adénoïdes. Une fois cette complication écartée, l'aphonie disparaissait spontanément, ou bien sous l'influence du courant d'induction qui jusque-là était resté impuissant. Voir les observations de M. Bresgen (1) et de M. Gerhardt (2). On ne peut penser ici qu'à une action réflexe de l'affection pharyngienne sur l'innervation des muscles du larynx ; M. Gerhardt va même jusqu'à admettre que toute irritation du pharynx peut amener une aphonie par voie réflexe.

Quelquefois, au lieu de supprimer la voix, la présence des tumeurs adénoïdes ne fait qu'en diminuer l'étendue ; sont-elles volumineuses, elles peuvent s'opposer à l'émission des notes élevées que le malade ne peut plus émettre avant qu'on ne l'ait débarrassé des végétations. M. Meyer, de Copenhague, a vu un cas où, immédiatement après l'opération, la voix a monté d'un ton et demi. Il a voulu démontrer que c'était bien la présence d'un obstacle matériel qui avait empê-

Moyse), emprunté au nom familier d'un de ses frères, nous paraît indiquer que celui-ci a dû être affligé d'un nasonnement caractérisé, et provoqué probablement par des tumeurs adénoïdes (car nous croyons que ce défaut de prononciation reconnaît infiniment plus souvent celles-ci comme cause que le *coryza chronique* simple qu'on accuse généralement).

(1) In : *Centralblatt f. Chirurgie*, 9 juin 1877.

(2) *Ibidem* (cité par M. Bresgen).

ché la voix d'atteindre sa limite supérieure naturelle, et, pour cela, il a tenté d'imiter l'état pathologique par l'occlusion artificielle des arrière-narines. Les ayant oblitérées chez un ténor avec des tampons de charpie, il observa qu'en effet ceux-ci exerçaient la même influence sur la voix du chanteur que les végétations avaient produite chez quelques malades.

En dehors de ce mode d'action, les tumeurs adénoïdes peuvent encore empêcher la voix de monter, en s'opposant à l'élévation du voile du palais ; on sait en effet que, plus on s'approche des notes aiguës, plus le voile du palais se lève. D'ailleurs, il ne faut pas oublier qu'il n'est pas besoin d'un obstacle matériel de ce volume pour que la même entrave se produise : ne sait-on pas qu'il suffit de la présence d'une simple pharyngite granuleuse pour empêcher l'émission des notes aiguës? (Voir à ce sujet l'ouvrage de M. Lasègue.) (1) La question n'est donc pas aussi simple qu'elle le paraît de prime abord, et il est nécessaire de combiner, dans chaque cas de cette nature, l'inspection du pharynx et même l'examen laryngoscopique avec la rhinoscopie pour s'assurer qu'il n'y a aucune autre affection du pharynx ou même du larynx.

B. **Influence des tumeurs adénoïdes sur l'oreille moyenne.**

Les tumeurs adénoïdes pharyngiennes sont toujours accompagnées d'inflammation chronique du pharynx nasal, et nous pensons qu'elles ne constituent, à proprement parler, qu'un degré particulier de développement de cette inflammation. Outre cela, il y a, dans la majorité des cas, pharyngite buccale, très-souvent rhinite chronique et quelquefois aussi hypertrophie des amygdales. Mais la complication la plus grave est l'*otite moyenne* qui accompagne à peu près les trois quarts des cas.

Quant à la nature même de l'affection dont l'organe de l'ouïe souffre dans les cas où les tumeurs adénoïdes l'atteignent, nous avons rencontré surtout l'*inflammation catarrhale* de la trompe d'Eustache et de la caisse, généralement à marche chronique. La *forme suppurative avec perforation de la membrane du tympan* se trouve beaucoup plus rarement dans nos observations. Nous allons leur emprunter la relation d'un cas qui, avec celui rapporté sous le nº 1 de ce mémoire, montre de quelle façon curieuse ces deux formes peuvent se présenter successivement chez le même individu.

(1) Lasègue, *Traité des Angines*, 332.

L'histoire du malade que nous allons exposer nous semble encore mériter la publicité à cause de la singulière marche intermittente de l'affection auriculaire, et, de plus, parce que nous avons eu occasion de l'étudier pendant très-longtemps : depuis le commencement de l'année 1865 jusqu'à ce jour (1878).

OBSERVATION 4.

M. X***, compositeur de musique, âgé de quarante et un ans (en 1865), descend de parents qui, pas plus que le malade, ne présentent aucune disposition morbide saillante. Grand fumeur de cigarettes, M. X. souffre depuis longtemps d'une pharyngite chronique, à laquelle peu à peu sont venus se joindre des troubles dans les deux oreilles : surdité d'intensité variable et bourdonnements très-pénibles, spontanés ou bien provoqués par certaines notes de l'orchestre.

Depuis quinze jours, il y a une augmentation des bourdonnements, et il existe des douleurs au fond de l'oreille droite ; la voix du malade y retentit désagréablement ; l'orchestre ne produit plus qu'un bruit confus. Il se déclare enfin un écoulement purulent dont l'apparition coïncide avec un soulagement relatif aux douleurs, mais nul quant aux phénomènes acoustiques.

Le malade se présente à notre consultation le 13 janvier 1865 : l'inspection des oreilles révèle au tympan droit une perforation de la grosseur d'un petit pois, située en arrière du milieu du manche du marteau.

Une montre (qu'une bonne oreille, dans les mêmes conditions de bruit extérieur, perçoit jusqu'à 1 mètre 25) est entendue à 2 centimètres seulement ; le malade perçoit bien le tic tac de cette montre par les os du crâne, et d'une façon égale par les deux tempes.

Le gosier présente de fortes granulations.

La rhinoscopie révèle l'existence de petites tumeurs adénoïdes du pharynx nasal, siégeant surtout aux environs des trompes d'Eustache et principalement à droite.

On n'en trouve qu'une seule plus fortement développée qui a le volume d'un haricot, et occupe la place immédiatement au-dessus de l'extrémité supérieure de la cloison nasale.

Traitement. — Tous les jours le cathétérisme des trompes d'Eustache avec insufflation d'air et injection de quelques gouttes de solution aqueuse de sulfate de zinc (au centième). Instillation de la même solution dans le conduit auditif droit, la tête étant penchée horizontalement sur l'épaule gauche, de manière à maintenir le liquide en contact avec la membrane du tympan. Traitement de la pharyngite.

Ces applications thérapeutiques obtiennent rapidement la cessation de l'écoulement et la cicatrisation de la perforation ; l'ouïe se maintient à 38 centimètres pour la montre.

Aussitôt cette otite suppurative intercurrente guérie, le malade reprend ses anciennes habitudes et ne veut entendre parler d'aucun traitement radical, dirigé spécialement contre les végétations et l'otite catarrhale persistante, traitement pourtant si indispensable en pareil cas ! Il se borne à maintenir l'ouïe dans un état tolérable par l'usage du procédé de Politzer, et à faire faire, par un confrère, des cautérisations très-énergiques, mais qui se bornent au pharynx buccal.

La marche ultérieure de la maladie présente des alternatives très-curieuses : depuis la première attaque, l'écoulement reparaît tous les deux ou trois ans à droite, et il se reforme simultanément une perforation toujours exactement au même endroit de la membrane du tympan. Après la cicatrisation, une pellicule excessivement mince remplace ici le tissu de la membrane tympanique, si résistant à l'état normal.

La guérison s'obtient généralement au bout de peu de séances et dure ensuite deux ou trois ans ; puis, reparaissent de nouveau les phénomènes que nous avons décrits. Le dernier épisode de ce genre s'est passé il y a quelques mois seulement ; le même traitement a obtenu rapidement le même succès.

L'oreille gauche du malade est le siège d'un simple catarrhe chronique de la caisse et de la trompe d'Eustache ; *ici aussi* il est impossible d'obtenir un succès absolument stable. Tant que le malade reçoit les soins appropriés à cet état, l'ouïe est suffisamment bonne ; cesse-t-il de se faire traiter, bientôt les symptômes s'aggravent par la persistance, à l'entrée des trompes, des tumeurs adénoïdes, cause première de l'affection auriculaire.

Nous avons eu occasion, depuis, d'observer trois cas offrant beaucoup de ressemblance avec celui que nous venons de relater, excepté l'âge des malades, car c'étaient trois enfants : un garçon de huit ans, un autre de onze ans et une petite fille de huit ans. Tous nous ont présenté à plusieurs reprises des otites moyennes intercurrentes, suivies de perforation de la membrane du tympan, qu'il a toujours été facile de guérir temporairement. Nous avons opéré les végétations chez l'aîné des deux garçons, et, depuis ce moment, la guérison est restée définitive; l'autre, n'ayant pas été soumis à l'opération à cause du refus des parents, continue à présenter les mêmes alternatives, bien que tempérées par des soins continuels, aussi complets que la persistance des tumeurs nous permet de les donner. La petite fille subit en ce moment des cautérisations destinées à détruire les excroissances.

Mode d'action des tumeurs adénoïdes sur l'oreille.

De quelle façon agissent les tumeurs adénoïdes du pharynx nasal dans les cas nombreux où elles provoquent des affections auriculaires? Il nous semble que leur influence peut s'exercer de deux manières différentes : 1° en entretenant, dans le pharynx, une irritation qui se propage facilement à l'oreille moyenne; 2° en obstruant mécaniquement l'entrée des trompes d'Eustache. Pour ce qui est du premier mode d'action, une inflammation quelconque, aiguë ou chronique, qui a débuté par le pharynx, gagne très souvent la muqueuse de la trompe d'Eustache, finalement même celle de la caisse.

Il en est de même de l'inflammation qui accompagne toujours les tumeurs adénoïdes de cette région; son action délétère peut s'exercer sur l'oreille déjà dans la période initiale de l'affection adénoïde et, *à fortiori,* dans un stade plus avancé.

Dans les cas où les végétations parviennent au développement maximum, leur influence peut s'exercer, en outre, conformément à leur deuxième mode d'action, c'est-à-dire en comprimant l'orifice de la trompe d'Eustache, de façon à empêcher le renouvellement de l'air contenu dans la caisse du tympan et dans les cellules mastoïdiennes. Il y aura, dès lors, diminution de volume de cet air par le processus que nous avons décrit sous le nom d'échange *quasi-respiratoire* (1). A la théorie universellement admise jusque-là, nous en avons substitué une nouvelle basée sur la physique et la physiologie et qu'ont d'ailleurs confirmée les résultats obtenus par deux nouvelles méthodes de traitement qui découlent de cette théorie.

Nous sommes obligé de renvoyer le lecteur à ce mémoire pour ce qui a trait aux conséquences de cette obstruction et à la manière d'y remédier.

Outre cela, l'occlusion de la trompe par de très-grosses végéta-

(1) Voir notre mémoire : *De l'Échange des gaz dans la caisse du tympan; considérations physiologiques et applications thérapeutiques*, par le docteur Lœwenberg. Paru dans le *Progrès médical*, le 24 février 1877.

tions peut empêcher l'écoulement des produits liquides sécrétés dans l'oreille moyenne dans les cas d'inflammation; alors la rétention de ces masses amènera la perforation de la membrane du tympan et quelquefois même des désordres encore plus graves. Voir notre observation n° 1 où il s'est même formé un abcès dans l'intérieur de l'apophyse mastoïde.

Pronostic des affections de l'oreille provoquées par les tumeurs adénoïdes.

Les affections auriculaires causées par des excroissances adénoïdes du pharynx présentent, chose importante, un *pronostic en général très-favorable*; elles offrent, à notre avis, plus de chances de guérison que des affections de l'oreille analogues, mais provenant d'autres causes.

Cela provient évidemment de ce que, dans ces cas, on peut s'attaquer victorieusement à la cause même de l'affection, condition qui manque si souvent dans d'autres groupes de maladies auriculaires.

La première condition du succès est toutefois qu'on enlève au plus vite les tumeurs cytogènes qui les provoquent ou qui, au moins, les entretiennent. Si l'on opère de bonne heure, on obtiendra, le plus souvent, une guérison complète et définitive des troubles de l'oreille; mais la guérison deviendra plus problématique si l'on tarde trop à intervenir *manu armata*. Même en opérant aussitôt que possible, il faudra, bien entendu, soigner en même temps l'affection auriculaire selon les principes qui découlent de la nature de chaque cas et du degré de développement auquel il est parvenu.

Opinions des auteurs sur les conséquences délétères de la respiration par la bouche pour l'oreille moyenne.

Nous ne saurions quitter ce sujet sans rappeler les idées émises par plusieurs auteurs quant à l'action nuisible exercée sur la santé et notamment sur l'état des oreilles par la respiration buccale, l'une des principales conséquences de l'affection adénoïde.

Considérons d'abord brièvement l'ouvrage très-connu de M. G. Catlin (1); l'auteur, peintre et voyageur, a longtemps vécu parmi les Peaux-Rouges de l'Amérique du Nord et les a dépeints dans un livre extrêmement curieux. Il y a insisté avec force sur les funestes effets de l'habitude de respirer par la bouche qu'il appelle *malo inferno* ou bien « l'habitude la plus destructive » (*the most destruc-*

(1) Catlin. *History of the North-american Indians.*

tive of habits). Sur deux millions d'Indiens que Catlin a examinés, il n'a pas trouvé un seul individu qui respirât par la bouche, ni un seul sourd, excepté trois ou quatre sourds-muets.

En consultant les souvenirs des chefs de 150 tribus jusqu'à dix ans en arrière, aucun d'eux n'a pu se rappeler un compatriote sourd ou seulement dur d'oreille. Cela s'explique, d'après Catlin, par l'habitude qu'ont les mères indiennes de fermer la bouche à leurs enfants chaque fois qu'ils respirent par là. (Voir aussi Niemeyer, *loc. cit.*, p. 29.)

Les conclusions de M. Catlin, qui n'appartient pas au monde médical, ne sauraient être acceptées sans réserve; en admettant même un instant le rôle prépondérant que l'auteur attribue à la respiration buccale dans la production des maladies de l'oreille causant la surdité, il n'en est pas moins vrai qu'il existe, surtout dans l'enfance, bien d'autres causes d'affections auriculaires que celle-ci. Si nous avons rapporté, néanmoins, les conclusions de cet auteur, c'est qu'il a le mérite d'avoir appelé l'attention générale sur ce sujet important.

M. Cassells (*loc. cit.*) insiste d'une façon plus approfondie sur le préjudice que la respiration buccale apporte à l'*intégrité de l'oreille*, et, par là, à la perfection de l'ouïe : lorsque nous exécutons l'expérience qui porte le nom du regretté auriste Toynbee et qui consiste à avaler, en bouchant le nez, l'air contenu dans le pharynx nasal est raréfié; cet effet se fait sentir à travers les trompes jusque sur la membrane du tympan que la pression atmosphérique extérieure, dès lors prépondérante sur la pression intratympanique, repousse vers l'intérieur (1).

(1) Nous profitons de cette occasion pour rétablir les droits antérieurs d'un auteur auquel on n'a pas rendu la justice qu'il méritait : le premier qui ait émis des idées justes sur les phénomènes ayant lieu dans le pharynx nasal pendant la déglutition, fut M. Maissiat, dont la thèse doctorale (de l'année 1838) renferme une excellente description de cet acte physiologique. Il appuie son opinion, non-seulement sur le raisonnement, mais aussi sur des expériences ingénieuses pour lesquelles, le premier, il s'est servi d'un tube manométrique en verre ajusté hermétiquement à une narine pendant qu'on bouchait l'autre. Il a prouvé ainsi qu'il s'opère au deuxième temps de la déglutition une aspiration vers l'intérieur qui se manifeste aux yeux par le mouvement en dedans d'une gouttelette de liquide colorié, fermant la lumière du tube manométrique. Bien que cet exposé se trouve résumé dans la physiologie de Longet, le manuel classique le plus répandu pendant de longues années, les expériences si concluantes de M. Maissiat ont, pour ainsi dire, passé inaperçues, si bien qu'en 1853 Toynbee (*On the muscles*

Il en résulte des troubles de l'audition qui persistent jusqu'à ce qu'on rétablisse l'équilibre en avalant, le nez étant ouvert, parce qu'alors l'intérieur de la caisse entre en communication avec l'air ambiant par la voie de la trompe et des fosses nasales et que, par conséquent, les pressions peuvent s'équilibrer facilement. Mais, lorsque le nez est fermé d'une façon permanente, ce rétablissement d'équilibre n'est plus possible ; chaque déglutition ne peut qu'aggraver le désordre, et celui-ci devient alors tout à fait durable.

Cette influence de la déglutition chez les individus ayant le nez constamment bouché, sur laquelle M. Lucæ (de Berlin) (1) a insisté principalement, est théoriquement plausible ; pourtant nous sommes d'avis que les conditions nécessaires pour causer un tel état de choses ne peuvent se produire que dans les cas où il y a *occlusion rigoureusement hermétique de tous les conduits nasaux*; or, d'après ce qu'il nous a été donné d'observer, les cas où le passage, même du plus mince filet d'air par le nez, est absolument impossible, sont extrêmement rares et ne se présentent que pour des polypes nasaux ou pharyngo-nasaux extraordinairement développés. Dans la plupart des cas, même des plus avancés, de tumeurs adénoïdes pharyngiennes, le nez est assez obstrué pour ne plus donner passage au volume d'air nécessaire à la respiration, mais l'occlusion n'est pas absolue ; or, comme il ne faut qu'une voie de communication bien mince pour que l'équilibre des pressions puisse se rétablir en un instant entre deux espaces remplis d'air, un pertuis si petit qu'il soit suffira toujours pour éviter les inconvénients mentionnés ci-dessus.

Il nous semble qu'on a un peu confondu ce processus avec celui

which open the Eustachian tube. In: *Proceedings of the Royal Society*, 1853) a pu admettre qu'il y ait, au contraire, au moment en question, augmentation de la pression et refoulement de l'air vers l'oreille moyenne. Il a fallu l'intervention de notre ami, M. Politzer, pour rétablir les faits tels que M. Maissiat les avait énoncés ; il les a démontrés aussi à l'aide d'un tube manométrique inséré, cette fois, dans le conduit auditif, d'après l'exemple de M. Fick. (*Archives de Müller*, 1850, p. 526 et suiv.)

Il a ainsi prouvé le recul en dedans de la membrane du tympan sous l'influence de la raréfaction de l'air dans l'oreille moyenne telle qu'elle a lieu au deuxième temps de la déglutition, quand on ferme le nez et la bouche.

Cette diminution de la pression n'est qu'une conséquence de celle qui se fait à ce moment dans le pharynx nasal et qui peut agir dans ces conditions spéciales sur le contenu gazeux de la caisse à travers le canal de la trompe d'Eustache largement ouvert au même instant.

(1) *Archives d'otologie*, 1869, p. 188 et suiv.

de l'échange de gaz par diffusion, pour laquelle, en effet, il faut un temps beaucoup plus long que pour le rétablissement de l'équilibre des pressions.

Pour notre compte, nous croyons donc, en résumé, que la succion opérée au deuxième temps de la déglutition ne peut porter préjudice à l'oreille que dans les cas extrêmement rares d'occlusion hermétique des deux fosses nasales.

DU DIAGNOSTIC DES TUMEURS ADÉNOIDES DU PHARYNX.

Nous avons déjà dit plus haut qu'il ne faut pas se contenter des symptômes que nous venons d'exposer, bien qu'ils rendent la présence des tumeurs adénoïdes très-probable ; il faut exclusivement asseoir le diagnostic définitif et certain sur la *constatation directe* de ces productions pathologiques.

Cette certitude, deux méthodes peuvent nous l'assurer : la *rhinoscopie* et l'*exploration digitale*. Nous commencerons par discuter le premier de ces deux procédés :

1) L'*examen rhinoscopique*. — La rhinoscopie constitue, pour ainsi dire, la contre-partie de la laryngoscopie : toutes deux ayant pour instrument spécial un petit miroir qu'on introduit dans le fond de la gorge pour éclairer certaines parties cachées, et pour les faire voir, reflétées, dans le même miroir ; mais en rhinoscopie, au lieu de tourner la face polie du miroir en bas, comme cela se pratique pour le larynx, l'observateur la dirige en haut, et projette ainsi les rayons du soleil ou d'une lampe vers le pharynx nasal et les orifices postérieurs des fosses nasales dont il s'agit d'étudier l'image. On trouvera un exposé détaillé de cette méthode dans les traités spéciaux, comme également dans notre mémoire paru en 1865 (1) qui contient quelques vues qui nous sont personnelles, par exemple, celles sur la marche des rayons lumineux, etc. Nous ne lui emprunterons ici que quelques aperçus que nous croyons aptes à aider à la généralisation de cette excellente méthode d'examen.

Si quelques auteurs la regardent comme étant toujours *extrêmement* difficile, et même impossible dans certains cas, nous pouvons affirmer qu'elle réussit, au contraire, souvent à la première tenta-

(1) Loc. cit., p. 105 et 106.

tive, qu'elle est réellement très-difficile à exécuter dans d'autres cas, mais que nous ne l'avons trouvée décidément impraticable chez aucune des nombreuses personnes pour lesquelles nous avions besoin de son secours. Il est vrai que quelques cas exigent une dose peu commune de patience de la part du médecin et du malade, mais le résultat compensera largement la peine qu'on aura prise et le temps employé.

Les *obstacles* proviennent surtout de la part de deux organes : de la langue et du voile du palais. Beaucoup de malades ne savent pas aplatir leur langue de façon à ce qu'elle ne vienne pas encombrer un espace déjà si restreint, particularité fâcheuse qui nous a paru plus fréquente chez la femme que chez l'homme.

Si l'on cherche, dans ces cas, à déprimer l'organe avec un abaisse-langue, il se cabre souvent violemment, et les contractions musculaires gagnent le pharynx, quelquefois même d'autres parties du tractus digestif. Dans ces conditions, nous montrons au malade devant une glace quelle position il doit donner à sa langue, et nous le faisons s'exercer à la baisser jusqu'à ce qu'elle s'efface suffisamment pendant l'examen.

Le second obstacle est plus sérieux encore : pour qu'il soit possible de projeter des rayons lumineux de bas en haut, du pharynx buccal dans les arrière-narines, il faut que le voile du palais soit abaissé, sans quoi il intercepterait la communication entre ces deux cavités ; mais, chez beaucoup de personnes, le moindre contact du miroir explorateur avec la base de la langue et, plus encore, avec le voile du palais, détermine des mouvements de contraction énergiques devant lesquels il faut s'arrêter sous peine de provoquer même des vomissements.

D'autres personnes, rien qu'en ouvrant la bouche, lèvent le voile du palais, et entravent ainsi complètement l'examen rhinoscopique. C'est dans l'intention d'éviter ce dernier inconvénient que Czermak conseilla de faire prononcer au malade une voyelle nasale dont l'émission rendrait l'élévation du voile du palais impossible. Nous préférons à cet expédient, souvent infidèle, un autre procédé sur lequel nous sommes obligé d'insister un moment.

On ne peut pas ordonner au malade d'abaisser le voile du palais, car il ne possède pas d'action isolée et consciente sur cet organe ; nous lui faisons donc exécuter un mouvement complexe qui lui est familier et qui implique la détente de la valvule pharyngienne. Nous lui disons tout simplement de *respirer* ou de *souffler par le nez*, chose qui n'est possible qu'autant que la communication entre le pharynx buccal et le pharynx nasal est ouverte, en un mot, que le voile du palais se trouve abaissé.

Dans ces conditions, la langue se bombe, et le voile se relâche, de façon à fermer, à eux deux, le pharynx du côté de la bouche. Or, lorsque l'opérateur, pendant que le malade essaye d'exécuter le mouvement prescrit, lui abaisse fortement la langue, il ne subsiste plus que le relâchement du voile du palais qu'on peut ainsi obtenir dans un grand nombre de cas. Il est évident qu'alors *on ne peut plus respirer exclusivement par le nez;* mais ce n'est pas de cela qu'il s'agit, et le but est atteint, l'examen peut se faire (1).

Il est souvent très-utile, avant de procéder à l'examen rhinoscopique, de pratiquer la *douche naso-pharyngienne* (voir plus bas) pour

(1) Nous utilisons cette possibilité de faire baisser le voile du palais à volonté, pour faciliter certaines opérations pratiquées sur l'oreille moyenne et sur le pharynx nasal.

Lorsque le voile du palais se lève pendant qu'on exécute le *cathétérisme de la trompe d'Eustache,* il vient heurter le bec de la sonde au moment où celui-ci doit exécuter le mouvement de rotation nécessaire pour pouvoir s'engager dans l'orifice guttural du canal. Ce contact provoque souvent des contractions réflexes des muscles constricteurs du pharynx, et rend, par là, l'opération très-pénible et quelquefois même impossible. *Nous disons alors au malade de souffler ou d'aspirer par le nez,* et tout rentre dans l'ordre parce qu'alors le voile s'abaisse forcément. De même, lorsque, dans un cas d'imperméabilité d'un côté du nez, on est obligé d'introduire la sonde par la narine opposée, de passer, par exemple, par la fosse nasale gauche pour cathétériser la trompe droite, on provoque souvent par le contact de l'instrument des contractions réflexes analogues à celles dont nous venons de parler. Il y a alors impossibilité surtout de tourner le bec de la sonde pour pouvoir la dégager et la retirer, une fois l'opération terminée. On a recommandé d'user de la force dans cette occurrence; mais nous avons toujours trouvé inutile cet appel à la violence. Dans tous ces cas, nous avons réussi à dégager l'instrument délicatement, en disant simplement au malade de respirer par le nez, ce qui baisse le voile du palais et desserre le pharynx contracté, comme par enchantement.

Ajoutons qu'il faut, en général, éviter, autant que possible, de toucher la face postéro-supérieure du voile du palais, à moins d'y être absolument forcé par la manœuvre opératoire.

Quand il s'agit d'introduire un porte-éponge ou porte-caustique recourbé par la bouche pour toucher une partie du pharynx nasal, le pavillon de la trompe par exemple, le redressement du voile du palais oppose souvent à l'entreprise un obstacle insurmontable; ici encore, nous obtenons généralement le libre passage en ordonnant d'essayer la respiration nasale.

enlever les masses sécrétées qui encombrent, dans bon nombre de cas, le pharynx et les fosses nasales.

L'image rhinoscopique une fois obtenue, le diagnostic est porté du coup ; rien de plus frappant que ces protubérances étranges qui défigurent l'aspect ordinaire du pharynx nasal. Aussi les premiers cas dans lesquels nous les avons découvertes provoquèrent-ils chez nous la plus vive surprise, d'autant plus qu'à l'époque où nous les avons vues pour la première fois, l'étude des tumeurs adénoïdes de cette région était pour ainsi dire à son début, bornée comme elle était aux observations de Czermak, Türck et M. Semeleder.

Outre ces *résultats* positifs, la rhinoscopie en donne quelquefois de *négatifs* qui ne manquent point de valeur : nous avons, par exemple, observé ces jours-ci deux jeunes gens chez lesquels les symptômes du côté du nez et de la gorge faisaient soupçonner l'existence de tumeurs adénoïdes, jusqu'au moment où le miroir pharyngien, d'une application extrêmement facile chez les deux sujets, démontra qu'il n'en existait pas trace.

Dans certains cas d'angine glanduleuse très-prononcée du fond de la gorge, où nous nous attendions à voir cet état s'étendre jusqu'au-dessus du niveau du plancher nasal, le rhinoscope nous a démontré que le pharynx supérieur en était exempt, et qu'il fallait attribuer à d'autres causes les symptômes observés.

Wendt, de Leipzig, dit avoir constaté même une *atrophie* de l'amygdale pharyngienne dans un cas de ce genre (1).

2) *L'exploration digitale.* — Dans ces derniers temps, certains auteurs ont présenté l'examen du pharynx nasal par la palpation comme une invention récente, chose incroyable, car une étude tant soit peu approfondie de la littérature chirurgicale montre qu'on a souvent employé cette méthode, entre autres cas, pour étudier les polypes naso-pharyngiens (voir les principaux traités de chirurgie ; M. Gosselin, clin. chirurgicale, p. 99, etc.).

Voici comment on pratique cette palpation : on introduit par la bouche l'index recourbé et la face dorsale regardant en bas, et on lui fait contourner le voile du palais. Arrivé dans le cavum pharyngo-nasal, on explore successivement avec la pulpe du doigt les ouvertures postérieures des fosses nasales, les faces latérales et supérieure du pharynx, les pavillons des trompes d'Eustache et la face postéro-supérieure du voile du palais. C'est ici le cas de pratiquer

(1) Wendt : *Krankheiten der Nasenrachenhœhle* in : *Ziemssen, Handbuch der speciellen Patholog'e und Therapie*, 1874, p. 253.

le *cito, tuto* et *jucunde* des anciens, principalement la vitesse et la douceur, d'où résultera l'absence de douleur et de nausées. Il faut beaucoup de délicatesse et de légèreté de touche, surtout lorsqu'il s'agit de tourner un voile du palais rebelle ou très-épaissi. Le dernier obstacle, bien que, d'après nos observations, moins général que ne le croient certains auteurs, concourt souvent, avec les mouvements réflexes provoqués par l'attouchement de ces parties si sensibles, à entraver l'exploration digitale.

On a cru faciliter l'exploration digitale en disant au malade de *respirer par la bouche*; or, en obéissant à cette injonction, celui-ci ne pourra faire autrement que de lever instinctivement le voile du palais pour empêcher que l'air ne passe par le nez et il opposera ainsi un obstacle sérieux de plus à l'introduction du doigt. Nous préférons, conformément à ce que nous avons exposé en traitant de la rhinoscopie, faire respirer le malade *par le nez,* tout en ayant la bouche ouverte, pendant que nous voulons contourner le voile du palais ; en essayant de le faire, le malade est obligé d'abaisser cet organe, et cela suffit pour laisser passer le doigt au moment opportun.

Ajoutons encore quelques détails qui ont leur importance. L'ongle du doigt explorateur doit être coupé ras et soigneusement limé pour lui enlever tout tranchant qui causerait une douleur très-pénible au malade. Malgré cette précaution, on remarquera presque toujours des traces sanguinolentes sur la pulpe du doigt ; elles sont dues à la grande vascularité des végétations, et on les considère même comme caractéristiques pour le diagnostic de ces tumeurs. Nous avons pourtant constaté l'absence de ce signe dans des cas incontestables de l'affection qui nous occupe.

On conseille de faire pencher la tête du malade en avant, afin d'obtenir que le voile du palais, obéissant aux lois de la pesanteur, s'écarte du fond du gosier. Cette mesure, destinée à faciliter l'examen rhinoscopique, a été essayée par nous également pour l'exploration digitale, mais nous avons vite compris qu'elle n'atteint le but proposé pour aucune de ces deux méthodes, et voici pourquoi : on n'a pas tenu compte de ce qu'en penchant la tête en avant, on approche du même coup la face de la colonne vertébrale et qu'on rétrécit ainsi notablement les dimensions du pharynx nasal d'avant en arrière. Nous croyons mieux faire en prescrivant au malade d'incliner le thorax en avant et la tête en arrière : de cette façon, nous combinons la plus grande distance entre le voile du palais et le fond du gosier avec l'éloignement de la face des vertèbres cervicales, et nous gagnons autant d'espace que les rapports anatomiques du crâne avec celles-ci le permettent.

Comparaison des deux méthodes entre elles. — *L'exploration digitale* nous permet de juger l'état de la paroi postéro-supérieure et des régions latérales du pharynx nasal, choses moins faciles à obtenir par la rhinoscopie, pour des raisons d'optique aisées à comprendre. Outre cela, le doigt nous fait reconnaître les parties dans leur position mutuelle, telle qu'elle est, tandis que, reflétées par le miroir pharyngoscopique, elles se présentent nécessairement en raccourci, groupées, par rapport l'une à l'autre, autrement qu'elles ne le sont en réalité. La palpation nous montre aussi si les végétations sont dures ou molles, chose importante pour le genre de traitement à adopter. Elle est d'un secours d'autant plus précieux qu'elle réussit presque toujours à la première tentative, et donne, par conséquent, immédiatement des résultats que la rhinoscopie fait quelquefois attendre pendant longtemps.

Tandis que l'examen digital nous renseigne sur la présence ou l'absence des tumeurs, sur leur siège, leurs dimensions, leur configuration et souvent sur leur insertion, le miroir *rhinoscopique*, par contre, nous montre l'état de la muqueuse, sa couleur et la nature de sa sécrétion ; de plus, il nous permet de pénétrer profondément dans les fosses nasales. Il nous renseigne aussi sur l'existence de petites végétations de peu de consistance plus sûrement que la palpation.

Conclusion. — Ces deux méthodes se complètent et se fortifient l'une l'autre ; il faut donc, autant que possible, les combiner dans l'examen du malade ; le temps et la patience employés seront plus que récompensés par la précision du diagnostic et la possibilité, ainsi acquise, de guérir radicalement la maladie.

Nous avons encore à consacrer quelques lignes à une autre méthode de diagnostic : *l'inspection du pharynx supérieur par les fosses nasales*. D'après M. Zaufal et M. Michel, qui l'ont préconisée dans ces derniers temps, chacun de son côté, elle permettrait de reconnaître la présence des tumeurs adénoïdes. M. Zaufal (1) introduit des spéculums pleins, longs de 11 centimètres, dans les fosses nasales, et les avance jusqu'à ce que leur extrémité arrive dans le cavum pharyngien, presque à la hauteur du pavillon de la trompe d'Eustache. Il y a des instruments de différents calibres pour des conduits na-

(1) Zaufal, dans différents mémoires insérés dans les *Archives d'otologie* et dans la *Prager medicin. Wochenschrift.*

saux plus ou moins larges. Cette méthode permet, dans certains cas, d'étudier le pavillon de la trompe et des étendues plus ou moins considérables de la muqueuse du pharynx nasal.

Nous pouvons ajouter qu'il est quelquefois possible de soupçonner, de diagnostiquer presque, l'existence de tumeurs adénoïdes *pendant le cathétérisme de la trompe d'Eustache*, où le bec de la sonde rencontre alors un obstacle volumineux et résistant dans des régions qui doivent être normalement libres (comparez nos observations, loc. cit., p. 117—119) ; mais n'oublions pas que la certitude n'est jamais acquise autrement que par l'inspection pharyngoscopique ou par la palpation.

DIAGNOSTIC DIFFÉRENTIEL.

D'après notre expérience personnelle, on rencontre les tumeurs adénoïdes très-fréquemment dans l'enfance et dans l'adolescence ; provoquant un ensemble de phénomènes qui sollicite, de bonne heure, l'attention du malade ou de ses parents, les cas de cette nature se présentent journellement au médecin. S'il ignore l'existence de cette maladie, il se trompera forcément, et attribuera la cause de cet ensemble de symptômes à d'autres affections qui lui sont connues, surtout au coryza chronique simple et à l'hypertrophie des amygdales (la confusion avec les polypes nasaux ou pharyngo-nasaux est infiniment plus rare). Le coryza et l'hypertrophie des amygdales sont en général réputés de peu d'importance ; on se leurre de l'espoir que tout s'arrangera à l'âge de la puberté, époque réputée toute-puissante, non-seulement pour les affections dont nous venons de parler, mais aussi pour d'autres, par exemple les maladies de l'oreille, comme nous le voyons tous les jours.

Malheureusement rien de tout cela ne guérit spontanément, et les tristes effets de ce laisser-aller thérapeutique ne tardent pas à se manifester par l'aspect d'hébétude, la prononciation ridicule, etc., etc.

Essayons donc de parer à une confusion aussi préjudiciable, et voyons quels sont les moyens d'arriver, en temps utile, à un diagnostic précis, et, par là, à la possibilité de porter secours aux malades.

Nous envisagerons, l'une après l'autre, les quatre affections qui peuvent être confondues avec les végétations adénoïdes ; ce sont : 1)

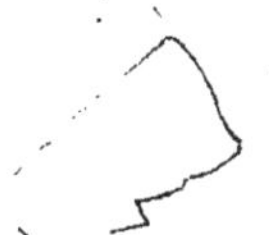

le coryza chronique, 2) l'hypertrophie des amygdales, 3) les polypes nasaux, et 4) les polypes pharyngo-nasaux.

1) LE CORYZA CHRONIQUE SIMPLE.

Les symptômes du coryza chronique sont : l'enchifrènement permanent, l'altération de la voix, qui devient plus ou moins nasonnée, une sécrétion anormale, donnant lieu tantôt à un écoulement abondant, tantôt à des croûtes desséchées et fortement adhérentes. L'odorat et le goût sont émoussés ; souvent il se manifeste un symptôme plus désolant encore que tous les autres, la mauvaise odeur de l'air expiré. Si l'obstruction du nez est complète, tout le cortège des conséquences multiples de la respiration buccale pourra se manifester.

On pourra donc être amené à croire à l'existence de tumeurs adénoïdes dans un cas de coryza ; mais le danger n'est pas là, la première de ces deux affections étant pour ainsi dire inconnue : il est, au contraire, dans l'erreur opposée qui consiste à croire à la présence d'un simple coryza, là où le pharynx nasal est le siège des végétations caractéristiques. Si nous nous rappelons, en outre, que celles-ci se compliquent souvent d'une rhinite chronique, nous trouverons encore moins surprenante l'erreur fréquente qui rapporte tous les symptômes à cette dernière affection.

En présence de cette ressemblance de symptômes, nous n'avons qu'un conseil à donner : c'est de pratiquer l'exploration physique du pharynx nasal chez *tous les malades* qui présentent des phénomènes rappelant de près ou de loin ceux du coryza chronique. Nous recommandons surtout la *palpation*, car, tandis que l'examen rhinoscopique ne réussit souvent qu'après plusieurs séances, celle-ci peut toujours se pratiquer *ex tempore*, et elle tranche immédiatement la difficulté ; dans le cas de tumeurs adénoïdes, on trouvera la cavité du pharynx nasal rétrécie, abolie même, occupée qu'elle est par les végétations ou par l'amygdale pharyngienne exubérante. Dans le cas contraire, le doigt se meut avec aisance à l'intérieur d'une cavité libre, restreinte quelquefois seulement par les extrémités postérieures boursouflées des cornets inférieurs. Dans ce dernier cas, l'inspection des fosses nasales par les narines antérieures ou postérieures (rhinoscopie) fera facilement reconnaître la nature et l'étendue du coryza chronique.

2) L'HYPERTROPHIE DES AMYGDALES.

Beaucoup d'auteurs, et parmi eux des chirurgiens et des médecins distingués (à commencer par Dupuytren et Robert), ont décrit des cas d'hypertrophie tonsillaire très-avancée, qui présentaient des troubles fonctionnels ressemblant absolument à ceux que nous avons exposés comme caractéristiques pour les tumeurs adénoïdes pharyngiennes (comparez, à cet égard, plus haut, le chapitre *h*). On considère, dans ces cas, l'augmentation extrême du volume des amygdales comme la cause unique de tous les désordres.

Cette manière de voir a tellement fait école qu'un très-grand nombre de malades affectés de végétations adénoïdes nous ont été adressés comme atteints purement et simplement d'hypertrophie tonsillaire.

Bien que l'on conçoive sans peine l'importance capitale d'un diagnostic juste qui, seul, peut et doit diriger l'intervention chirurgicale, ce point n'a pourtant pas été traité par les auteurs, comme nous l'avons constaté, non sans surprise. Nous avons donc été amené à étudier cette question importante d'une façon tout à ait spéciale, et, pour avoir à notre disposition le plus grand nombre de cas possible, nous ne nous sommes pas borné aux ressources de notre clientèle, mais nous avons mis à contribution, de plus, le matériel de plusieurs confrères de nos amis, soit en ville, soit dans les hôpitaux.

Chez un grand nombre de malades qui nous ont été amenés comme atteints d'un simple grossissement des amygdales ayant causé la surdité, la respiration buccale, etc., l'examen même le plus superficiel du gosier a tranché la question négativement, en démontrant aussitôt que les tonsilles étaient trop peu grossies pour que leur volume pût entraver les fonctions du voile du palais ou bien le passage naso-pharyngien, etc., etc. Rien de plus facile que de reconnaître la vérité dans les cas de ce genre.

Mais, où la chose devient extrêmement difficile, c'est quand il existe réellement un grossissement excessif des deux tonsilles, et qu'en même temps les symptômes que nous avons en vue se trouvent nettement accusés. C'est ici que nous sommes forcé de nous inscrire en faux contre l'opinion générale qui considère ceux-ci comme la conséquence fréquente et presque forcée de ce grossissement. Nous devons dire d'abord, à l'appui de notre assertion, que nous avons souvent vu des cas d'hypertrophie énorme des amygdales exempts de tout trouble appréciable surtout quant à la respiration nasale et aux nombreuses et importantes conséquences que son abolition fait naître. D'un autre côté, nous avons découvert dans quelques cas d'hypertrophie tonsillaire qui présentaient réellement tous ces troubles, que, derrière les tonsilles démesurément grossies, se cachaient bel et bien des tumeurs adénoïdes dont l'ablation faisait disparaître les symptômes cités, sans qu'on eût touché aux amygdales, causes prétendues de tout ce cortège de phénomènes.

Nous nous sommes livré à une étude attentive des cas mentionnés dans les ouvrages classiques, et nous ne pouvons nous défendre de croire que, dans la plupart des cas d'hypertrophie tonsillaire qu'on a cités comme présentant le groupe déjà décrit de phénomènes anormaux du côté du naso-pharynx, il a dû exister en même temps des tumeurs adénoïdes du pharynx nasal, et que c'étaient celles-ci qui entraînaient tant de résultats fâcheux.

Nous serions même tenté de nous demander si réellement l'hypertrophie des amygdales peut provoquer la suppression de la respiration nasale comme on le pense généralement, si nous n'avions pas rencontré quelques cas qui semblaient y répondre affirmativement. De prime abord, il semble beaucoup plus plausible que des obstacles qui ferment presque complètement le passage de la bouche au pharynx devraient empêcher plutôt la circulation de l'air par la bouche que par le nez ; nous avons observé, en effet, quelques cas où il en était indubitablement ainsi ; mais d'un autre côté beaucoup d'auteurs distingués affirment que le contraire est possible ; M. Desnos, par exemple, dans son article du Dictionnaire (1), s'exprime ainsi : « Le voile du palais refoulé en haut, au point de devenir horizontal, obture en partie l'ouverture postérieure des fosses nasales ; les tonsilles, poussant au-devant d'elles la luette gonflée et allongée, viennent se toucher sur la ligne médiane, et ne laissent entre elles qu'un passage très-étroit pour l'air et les aliments. »

Nous avouons que, pour notre compte, la question nous semble ouverte ; nous pensons qu'il faudra reprendre cette étude et vérifier si, dans beaucoup de cas, l'on n'accuse pas à tort les amygdales d'avoir causé un mal dont les véritables origines se trouvent dans l'existence de tumeurs adénoïdes, surtout dans un grossissement excessif de la tonsille pharyngienne. Peut-être y a-t-il là la clef de l'insuccès si fréquent de l'extirpation des amygdales.

Nous ne pouvons donc que répéter ici le conseil déjà donné, au

(1) Loc. cit., page 140.

chapitre précédent : pratiquer l'exploration physique, surtout la palpation, dans chaque cas d'hypertrophie considérable des tonsilles accompagné du groupe de symptômes que nous avons déjà décrits suffisamment; cet examen nous apprendra sur-le-champ s'il y a, ou non, des tumeurs adénoïdes, et, ce renseignement obtenu, une étude attentive des symptômes nous indiquera quel est l'obstacle qu'il faudra enlever pour rendre au malade l'intégrité du naso-pharynx et des organes qui en dépendent. Ces recherches serviront en même temps pour résoudre le problème que nous avons posé.

Nous ne faisons que rappeler, en terminant ces considérations, le rôle excessif qu'on a attribué longtemps aussi aux amygdales dans la production de la *surdité catarrhale*, et dont de bons observateurs ont fait justice ; peut-être serons-nous assez heureux pour démontrer qu'on a également exagéré leur rôle par rapport à la respiration nasale et aux questions qui s'y rattachent.

3) LES POLYPES DU NEZ.

La suppression du passage aérien des fosses nasales et l'altération de la voix sont des symptômes communs aux tumeurs adénoïdes du pharynx et aux polypes du nez, une fois que chacune de ces deux affections a atteint un certain développement. Comment les distinguer ? L'examen physique éclaircira immédiatement le diagnostic, en démontrant l'existence des excroissances caractéristiques dans le pharynx nasal, dans un cas, ou bien en nous apprenant qu'il y a, dans l'autre cas, une ou plusieurs tumeurs à l'intérieur des cavités nasales. Les polypes sont visibles à l'inspection des fosses nasales d'avant en arrière, même à l'aide d'un simple miroir réflecteur concave, percé au centre, tel qu'il sert à l'otoscopie; inutile de recourir à la rhinoscopie dans la plupart des cas.

Mais, si un médecin n'est pas familiarisé avec les procédés d'exploration physique, ou manque des instruments spéciaux, comment peut-il parvenir à s'orienter en présence de troubles qui nécessitent une action énergique autant que rationnelle ?

Voici quelques données qui l'aideront à procéder avec succès. Tandis que les tumeurs adénoïdes se montrent surtout dans l'enfance et dans l'adolescence, les polypes du nez se trouvent à toute époque de la vie, de préférence même dans l'âge adulte. Souvent les polypes se manifestent par une gêne particulière, par la sensation d'un corps étranger dans les fosses nasales, sensation qui fait défaut dans l'affection adénoïde. La surdité, qui accompagne presque constamment celle-ci, ne coexiste pas d'ordinaire avec des polypes nasaux, auxquels, par contre, appartiennent en propre des désordres dans l'excrétion des larmes. Souvent les polypes finissent par faire saillie aux ouvertures antérieures ou postérieures du nez; les tumeurs adénoïdes ne dépassent jamais le pharynx, leur lieu d'origine.

Quand les tumeurs du nez sont arrivées à un développement tel que les fosses nasales d'une capacité normale ne peuvent plus les loger, elles se font de la place en les élargissant, souvent d'une manière effrayante, et en envahissant ensuite les cavités adjacentes. Alors éclatent au grand jour des désordres tellement graves et tellement caractéristiques que la lumière se fait même aux yeux de l'observateur le moins expérimenté. A la suppression de l'odorat viennent se joindre des troubles dans la mastication, dans la déglutition, dans l'intégrité de l'œil ; finalement, la vie peut être menacée, et le salut n'est souvent obtenu qu'au prix d'une opération sérieuse. Même alors, des récidives peuvent se produire, chose inconnue jusqu'ici, pour les tumeurs adénoïdes, une fois que le chirurgien a réussi à les enlever.

Nous ne faisons que mentionner les cas où il existe des *polypes mous,* prenant naissance sur les bouts postérieurs des cornets inférieurs, avec ou sans la présence simultanée de végétations adénoïdes; le traitement est le même dans l'un et l'autre cas, et une erreur de diagnostic entre les deux n'aurait par conséquent que peu d'importance.

4) LES POLYPES PHARYNGO-NASAUX.

A mesure que les polypes fibreux pharyngo-nasaux progressent dans leur évolution, ils envahissent successivement tout l'intérieur du pharynx, les fosses nasales et les cavités adjacentes, telles que les sinus et l'orbite, produisant partout les plus effroyables désordres. Une fois ce degré de développement atteint, et ses terribles conséquences nettement établies, il ne peut plus être question de les confondre avec les tumeurs adénoïdes, productions d'une nature nullement envahissante ni destructive.

Mais, tant que les dimensions du polype lui permettent de rester circonscrit au pharynx nasal, le diagnostic peut se heurter aux plus grandes difficultés. Voici, cependant, quelques données qui pourraient aider à faire la distinction entre les deux affections en question ; cette distinction est capitale, car les végétations adénoïdes sont d'une innocuité relative, à côté des polypes pharyngo-nasaux, ces terribles destructeurs. Ceux-ci prennent généralement (quelques-uns disent : « toujours ») naissance sur le périoste même de la face inférieure de l'apophyse basilaire, où à l'état normal il existe déjà un renflement de la fibro-muqueuse (1); les tumeurs adénoïdes surgissent de toutes les parties qui forment les parois du pharynx nasal, et sont implantées plus superficiellement dans les parties molles. Elles commencent généralement à se développer aux premières époques de la vie, tandis que les polypes se montrent, la plupart du temps, de quinze à vingt-deux ans (Nélaton). Ceux-ci (d'après Nélaton, M. Gosselin et un grand nombre d'autres chirurgiens expérimentés) s'observent exclusivement chez les jeunes garçons ; les végétations adénoïdes atteignent indifféremment les deux sexes. Les polypes donnent lieu à des difficultés dans la déglutition, compliquées de régurgitation des liquides dans le nez ; à des nausées, à un écoulement nasal souvent sanguinolent, et même à des hémorrhagies ; à une dyspnée habituelle, accompagnée quelquefois de cornage, et coupée, çà et là, par de véritables accès de suffocation. Nous ne mentionnons pas la céphalalgie comme moyen de diagnostic différentiel, quelques auteurs la considérant comme caractéristique également pour les tumeurs adénoïdes, ce qui ne s'accorde, d'ailleurs, pas avec notre expérience personnelle.

Somme toute, le diagnostic différentiel entre les deux genres d'affections peut offrir des difficultés sérieuses, surtout lorsqu'il s'agit d'un polype encore peu volumineux (ou de polypes muqueux ou glanduleux, autre espèce de tumeurs pharyngo-nasales) ; mais, quand même ni les symptômes, ni les méthodes d'exploration optique ou tactile ne donneraient une certitude absolue, il faudrait, dans l'un comme dans l'autre cas, procéder à l'ablation chirurgicale.

Il est important de rappeler à cette occasion que, si notre premier travail et ceux d'autres auteurs ne paraissent pas avoir attiré suffisamment l'attention des chirurgiens, il en est néanmoins dont la sagacité a parfaitement reconnu qu'il pourrait y avoir là un genre de tumeurs différentes du tout au tout des véritables polypes pharyngiens ; ces observateurs n'ont pas manqué de faire la dis-

(1) Lorrain. *Bull. de la Soc. de chir.*, 1860, 260.

tinction entre une affection presque toujours mortelle (soit par son extension, soit par l'intervention chirurgicale souvent malheureuse) et une autre relativement inoffensive, et dont la guérison opératoire peut s'effectuer sans danger et d'une façon sûre. Ainsi M. Trélat a parfaitement fait ressortir ce point important dans plusieurs communications à la Société de chirurgie (1), et d'autres chirurgiens expérimentés ont cité des cas analogues.

DU PRONOSTIC DES TUMEURS ADÉNOÏDES DU PHARYNX NASAL.

Que deviennent les tumeurs adénoïdes, une fois qu'elles ont atteint leur maximum de croissance ? Il n'est pas aisé de répondre à cette question d'une façon péremptoire, car, ne connaissant cette affection que depuis peu d'années, nous n'avons pas encore pu suivre un assez grand nombre de cas, ni les observer assez longtemps pour connaître clairement leur évolution finale spontanée. Quoi qu'il en soit, nous pouvons toujours dire ceci : les tumeurs adénoïdes pharyngiennes se montrent surtout dans l'enfance et l'adolescence, et deviennent plus rares à mesure que l'âge avance ; or, comme on ne meurt pas du fait de ces tumeurs, ni d'une de leurs complications habituelles, il semble en résulter *que ces tumeurs peuvent disparaître spontanément* à une certaine époque de la vie. Elles se développeraient donc pendant l'enfance, pour rester stationnaires durant l'adolescence, et pour disparaître enfin spontanément, mais sans emporter avec elles leurs conséquences et leurs complications plus ou moins graves.

Il n'est pas sans intérêt de citer, à ce propos, ce qui se pass pour certaines affections siégeant dans des régions voisines du pharynx. Nous savons que l'hypertrophie des amygdales disparaît quelquefois vers l'âge de la puberté, sans que l'art intervienne, de même qu'on a vu des polypes muqueux du nez s'atrophier spontanément, et en dehors de toute action médico-chirurgicale (voir à cet égard les ouvrages de Robert, de Nélaton et de M. Gosselin). Il paraît, de plus, que des catarrhes chroniques du pharynx nasal et du nez, ayant pour conséquence une hypertrophie du revête-

(1) Voir, entre autres, le Compte-rendu de la séance du 28 octobre 1874.
(2) Archives d'otologie, XII, 160.

ment muqueux de ces cavités, finissent souvent, à mesure que le malade parvient à un âge avancé, par une atrophie de ces mêmes muqueuses. D'après quelques auteurs, la tonsille pharyngienne elle-même, dont un développement anormal forme le substratum de tant de tumeurs adénoïdes, semble diminuer de volume depuis l'enfance, jusqu'à l'âge avancé (Voir v. Teutleben.) (2).

Toutes ces analogies appuient l'hypothèse de la régression spontanée des tumeurs adénoïdes, mais, nous le répétons, aucun fait positif n'est encore venu en faire une certitude.

Ce que nous avons dit de la prédilection des tumeurs adénoïdes pour le jeune âge ne s'applique strictement qu'à l'époque de leur *origine*, car on peut les rencontrer chez les personnes beaucoup plus avancées dans la vie. On trouvera une preuve de cette assertion dans notre observation n° 4, où nous avons découvert ces végétations en 1865, le malade ayant alors quarante et un ans. Il a refusé tout traitement opératoire efficace comme nous l'avons dit (loc. cit.), et nous avons pu encore dernièrement constater l'existence de ces tumeurs, le malade étant âgé maintenant de cinquante-trois ans. D'après ce que nous avons observé dans d'autres cas, la maladie, venant à être traitée chez un individu âgé, semble être infiniment plus tenace que lorsqu'on l'attaque chez un sujet jeune.

Tandis que les tumeurs adénoïdes, une fois qu'on les a radicalement détruites par un des procédés curatifs dont nous traiterons plus bas, ne récidivent plus (d'après ce qu'il nous a été donné d'observer jusqu'à ce jour), l'opération qui constitue la condition *sine quâ non* de tout traitement ne suffit pas pour remédier en même temps aux *effets délétères* de la maladie. Pour remplir cette dernière indication, il faut recourir à des soins spéciaux dont nous parlerons bientôt.

Quant au pronostic que donnent les *divers groupes d'affections consécutives*, nous avons d'abord à considérer les *troubles auriculaires* qui guérissent souvent complètement, lorsqu'ils sont convenablement traités.

Pour ce qui est ensuite de l'autre groupe pathologique, des désordres provoqués par l'abolition du passage de l'air par le nez, on arrive bien quelquefois, en enlevant les tumeurs de *très-bonne heure*, à empêcher que la respiration buccale ne devienne habituelle avec toutes ses conséquences déjà décrites. Mais, après une certaine durée de la maladie, on a beau rétablir les conditions physiques normales par une opération radicale, les fonctions ne récupèrent que lentement et péniblement leur exercice physiologique, pareillement à ce qui a lieu, surtout dans l'enfance, pour toute fonction qui a été entravée pendant longtemps. Rappelons à ce propos ce qui s'observe pour la fissure congénitale du palais et ses conséquences qui, elles aussi, survivent longtemps, sinon toujours, à l'opération la mieux réussie.

De même ici, quand les tumeurs adénoïdes ont eu pour effet de rendre habituelle la respiration buccale, le rétablissement du passage nasal dans son intégrité primitive par une opération ne suffit plus pour que la respiration redevienne nasale, évidemment par suite de la position vicieuse du voile du palais qui continue à rester levé et à barrer ainsi l'accès des fosses nasales. Plusieurs auteurs pensent que cela est dû à un état subparétique des muscles du voile du palais, mais il nous semble plus rationnel de supposer plutôt un état *spastique*. Nous pensons que l'habitude de tenir le voile du palais levé, condition indispensable pour respirer par la bouche, doit communiquer aux muscles intéressés un état de contraction permanente qui, lorsqu'elle a duré pendant un certain laps de temps, ne cède plus, bien qu'on réussisse à dégager la voie normale.

DE LA THÉRAPEUTIQUE DES TUMEURS ADÉNOÏDES PHARYNGIENNES.

La thérapeutique de l'affection adénoïde pharyngienne se divise en trois parties :

A) Les soins que peut réclamer l'état général;

B) Le traitement chirurgical des tumeurs adénoïdes, et finalement

C) Les mesures à prendre contre les affections concomitantes ou consécutives.

A. Le traitement général.

Bien que le traitement local joue ici un rôle tout à fait prépondérant, il est bien rare qu'il ne soit pas nécessaire de donner, en même temps, des soins à la santé générale des malades. Ainsi, pour notre part, nous n'avons vu qu'un nombre très-restreint de personnes exemptes de tout *lymphatisme* dans le nombre très-considérable de jeunes malades atteints de végétations adénoïdes pharyngiennes qui ont passé sous nos yeux. Nous combattons cette diathèse par la médication usuelle : bonne hygiène, beaucoup d'exercice en plein air et gymnastique rationnelle destinée à activer la respiration et la circulation, et en dernier lieu la nutrition générale. De plus, nous ordonnons un régime tonifiant, des ablutions froides (*sponging-bath* ou *tub* des Anglais), l'huile de foie de morue, les amers, les préparations iodées, le fer, les bains de mer et les eaux minérales salines et sulfureuses. Un régime doux est nécessaire pour éviter toute irritation du pharynx; il faut prohiber les boissons ou les mets trop chauds ou trop irritants, les alcooliques, le tabac, les excès de la voix, la respiration d'un air vicié, etc.

Même dans les cas où les individus ne présentaient aucun signe d'une diathèse quelconque, nous avons souvent eu recours à ces mesures générales pour relever la santé affaiblie par la respiration vicieuse et ses conséquences pour l'hématose et la nutrition.

B. Le traitement local.

Point de guérison sans la destruction radicale des tumeurs adénoïdes ; c'est dire que le traitement local occupe la place d'honneur dans l'ensemble des moyens par lesquels nous devons combattre la maladie. Il peut se faire de deux façons :

1) Par la cautérisation,
2) Par l'ablation.

1) LA CAUTÉRISATION.

Des cautérisations répétées suffisent dans certains cas pour faire disparaître les tumeurs adénoïdes. Il est vrai qu'il faut infiniment plus de temps pour obtenir la guérison de cette manière que par l'ablation instrumentale, mais il est des circonstances où réellement la cautérisation est le meilleur mode de guérir ; c'est le cas pour les végétations plates ou sessiles, tumeurs implantées à base large qui n'offrent que peu de prise à un instrument tranchant ou étranglant.

Elle nous est encore indispensable là où le malade ou ses parents, — car ceci arrive surtout pour les enfants, — refusent absolument toute « opération » et ne permettent que des cautérisations.

Nous allons exposer quels sont les instruments et les substances nécessaires à la cautérisation, et décrire en détail les procédés qui nous ont souvent été de la plus grande utilité.

L'instrument qui nous sert de porte-caustique consiste en un bâtonnet en argent de forme cylindrique, long de 0,23 centimètres et d'un diamètre de 0,004 millimètres.

La partie qui doit être introduite par la bouche jusque dans le pharynx nasal, de façon à pouvoir en toucher tout l'intérieur, possède une courbure correspondant à l'axe longitudinal de cette cavité et lui permettant, lorsqu'il s'agit d'atteindre le sommet du pharynx, de le faire sans entrer en contact avec les autres parois. Cette partie forme avec la tige de l'instrument un angle analogue à celui que font ensemble l'axe de la bouche et celui du pharynx; à son extrémité, ce bout porte un renflement affectant la forme d'un prisme quadrangulaire, long de 0,017 millimètres, large de 0,004 millimètres, et muni sur toutes ses faces de petites aspérités qui sont destinées à faciliter l'adhérence du caustique.

M. Meyer fait faire ce porte-caustique en maillechort et se sert d'instruments de différentes formes et rugueux sur différentes faces, selon que les végétations se trouvent à des endroits différents du pharynx; mais M. Politzer a proposé avec raison de se contenter d'un seul instrument construit comme nous l'avons exposé ci-dessus, et rayé sur tous les côtés. On se borne alors à munir du caustique la seule face qui correspond à la position des tumeurs dans chaque cas.

Le porte-caustique possède une seconde courbure au bout opposé à celui qui porte le prisme. Comme le premier bout doit être tenu par la main qui se trouve devant la bouche du malade, on donne à cette partie de l'instrument une courbure regardant en bas de façon à débarrasser le champ d'opération.

Le *nitrate d'argent* fondu est la seule substance employée jusqu'ici; lorsqu'il s'agit de tout petits enfants, ou de malades très-turbulents, où il serait difficile de limiter exactement l'action du caustique, nous nous servons d'un *nitrate mitigé* (d'après l'exemple des oculistes) par l'addition d'une certaine quantité de nitrate de potasse, substance absolument inoffensive: nous faisons fondre ensemble par exemple une partie du sel d'argent avec deux parties d'azotate de potasse (selon M. Desmarres). Comme le nitrate pur, ce mélange fond très bien dans une capsule en porcelaine chauffée sur la flamme d'une lampe à esprit de vin.

Une fois la position des tumeurs exactement reconnue, nous faisons fondre le caustique, et nous y plongeons tout ou partie de l'instrument, selon que l'un ou l'autre est nécessaire pour que l'enduit nitraté corresponde aux végétations, une fois l'instrument porté à destination. Gardons-nous surtout de plonger le prisme entier dans le sel en fusion, excepté dans les cas où tout l'intérieur du pharynx nasal est occupé par les végétations; autrement on risquerait de cautériser, malgré soi, des endroits qui n'en auraient nul besoin.

On *pratique la cautérisation* en s'aidant par la vue au moyen de la rhinoscopie. Chez des malades où cela est impossible parce qu'ils ne tolèrent pas, ou pas assez longtemps, le miroir pharyngoscopique, il faut avoir recours à la palpation. L'index gauche porté dans le pharynx nasal dirige et limite localement l'action de l'instrument; il presse la partie nitratée de l'instrument contre la végétation que l'on cautérise en appuyant le prisme, ou bien en frottant légèrement par un mouvement de va-et-vient.

Aussitôt qu'on juge l'action du caustique suffisante, ou que le malade devance impatiemment cette appréciation du chirurgien, on retire rapidement l'instrument, en ayant soin de faire passer son bout dans le milieu et selon l'axe du pharynx pour éviter tout contact inutile.

Souvent le malade lève le voile du palais, et rend de cette façon l'opération impossible; nous procédons alors comme nous l'avons exposé à la page 41, et cette manœuvre écarte généralement l'entrave restée insurmontable jusqu'alors. Ceci s'applique aussi bien à la cautérisation qu'aux autres procédés opératoires que nous allons décrire.

Voilà la manière ordinaire de procéder, mais elle n'est pas toujours facile à suivre: beaucoup de malades, des enfants surtout soit par pusillanimité, soit par irritabilité du pharynx, ne tolèrent que tout juste une très-rapide application du porte-caustique, sans qu'on ait le temps d'introduire le doigt préalablement.

Si l'on insistait quand même, on risquerait de voir le pharynx entrer en contraction et on s'exposerait à cautériser indifféremment le tout, parties malades et parties saines. Cette difficulté, que nous avons rencontrée assez fréquemment, ne paraît pas avoir frappé les auteurs, car ils n'en font mention nulle part, que nous sachions.

Nous nous y arrêtons néanmoins, parce que ce travail a pour but de prémunir nos lecteurs contre tout accident, qui pourrait devenir très-fâcheux, vu l'importance de la région qui nous occupe.

Nous nous sommes donc ingénié à tourner la difficulté de la manière suivante :

Nous coiffons le prisme nitraté d'un bout de tube en caoutchouc, de 0,02 centimètres de longueur et de 0,006 à 0,007 millimètres de diamètre; arrivé au contact de la partie malade, nous y appuyons le bout de l'instrument : alors le tube recule et découvre le caustique.

C'est exactement le même procédé que nous avons proposé pour la *méthode de Politzer;* au lieu de l'embout allongé proposé par notre savant ami, nous nous servons d'un petit bout de tube en caoutchouc. On change ce tube pour chaque personne, et on combine ainsi la douceur de l'application avec l'absence de tout danger de communiquer une maladie à une autre personne (1).

La cautérisation terminée, nous retirons l'instrument, et ce mouvement fait généralement que le caoutchouc, se heurtant à une saillie quelconque du pharynx, recouvre de nouveau, en glissant, la face cautérisante du prisme, ou bien qu'au moins les bords saillants du tube protègent le pharynx de tout contact nuisible.

Notre procédé est facile à appliquer, surtout dans les cas où les tumeurs occupent la voûte du pharynx (tonsille pharyngienne hypertrophiée) ou des parties voisines, cas qui constituent la grande majorité, d'après ce que nous avons observé.

Un autre point nous semble important à signaler à cause des inconvénients, des dangers même qu'il y aurait à le négliger. Tant que la couche de nitrate d'argent (pur ou mitigé) reste en contact avec les végétations dont la surface donne lieu à une sécrétion très-abondante, celle-ci en dissout toujours une portion plus ou moins grande. Cette solution finit par descendre selon les lois de la pesanteur, et il peut parfaitement se faire qu'on cautérise ainsi, après coup, et très-involontairement, le tractus digestif à des profondeurs surprenantes. Il arrive même, ce qui est bien plus inquiétant, que cette action s'exerce sur l'entrée, quelquefois jusque sur l'intérieur du larynx. Ces accidents, pour être rares, n'en sont pas moins fâcheux, d'autant plus qu'ils se manifestent quelquefois seulement après que le malade a déjà quitté le domicile du médecin ou *vice versâ,* et que, par conséquent, tout secours immédiat est impossible.

Nous avons pris l'habitude de prévenir tout accident de cette

(1) On trouve la relation de notre petite modification dans un article de feu M. Cousin : *Mémoire sur un nouveau procédé pour injecter de l'air*, etc., *dans les trompes d'Eustache*, etc. (*Bulletin général de thérapeutique*, 29 février 1868.)

nature, en nous servant, après chaque cautérisation un peu prolongée, de deux manipulations destinées à enlever tout excès de nitrate d'argent, l'une agissant par la voie du nez, l'autre par la bouche : ce sont *a*) la douche naso-pharyngienne et *b*) le gargarisme, d'après une méthode particulière ; ces deux procédés se pratiquent avec de l'eau salée qui précipite immédiatement l'argent sous forme de chlorure insoluble, rejeté par le malade en flocons d'un blanc caséeux.

Vu l'importance de ce point, nous allons nous arrêter un instant à la description de ces deux méthodes :

A) *La douche naso-pharyngienne.*

C'est un procédé d'une utilité très-grande et très-générale, et dont il serait à désirer de voir se répandre l'usage de plus en plus. Cette méthode a été décrite si bien et avec tant de concision par l'auteur d'un résumé critique de notre mémoire de 1865, résumé paru dans l'*Union médicale*, que nous ne saurions mieux faire que de citer textuellement ses paroles :

« Cette douche sert à nettoyer les fosses nasales, les arrière-narines, les pavillons des trompes, et permet de faire arriver sur toutes ces parties certaines substances médicamenteuses. De là, grande utilité de cet appareil dans les affections du nez et du pharynx, Cette douche diffère des moyens employés jusqu'à ce jour, parce qu'elle fait passer un courant doux et continu à travers la cavité nasale et pharyngienne. L'instrument est muni d'une extrémité qui a exactement le calibre de la narine ; le liquide ne peut donc s'écouler au dehors. En injectant doucement le liquide, celui-ci remplit la cavité navale, passe ensuite dans la partie supérieure du pharynx, où il baigne les pavillons des trompes, remplit la cavité nasale opposée, et ressort par la narine restée ouverte de ce côté. L'injection peut se faire à l'aide d'une seringue.

« Cette méthode est basée sur une expérience du grand physiologiste E.-H. Weber, qui a prouvé que, lorsqu'on remplit la cavité nasale de liquide, le voile du palais se relève et transforme ainsi la partie supérieure du pharynx en une cavité close par en bas. Le liquide circule donc d'une narine à l'autre sans tomber dans la partie inférieure du pharynx, à moins que le malade n'exécute un mouvement de déglutition ; pendant l'injection, il respire par la bouche.

« Quand on veut simplement laver les parties, on se sert d'eau tiède salée, mélange qui est mieux supporté que l'eau pure. On se sert de solutions de sulfate de zinc et d'alun dans les catarrhes chroniques; dans l'ozène, on fait des injections avec des solutions de chlorure de chaux ou de permanganate de potasse pour enlever la mauvaise odeur. » Voyez aussi Cousin, loc. sit.

Cette douche nous est également d'un secours précieux dans la thérapeutique des tumeurs adénoïdes, et, de plus, pendant le traitement chirurgical, que ce soit pour préparer le champ d'opération, en enlevant les sécrétions du nez et du pharynx, généralement très-abondantes, ou bien pour y employer des hémostatiques ou des substances destinées à limiter l'action du caustique, en neutralisant ce qui pourrait en rester en excès après l'application.

Comme l'emploi de cette méthode ne réussit pas toujours du premier coup, il faut commencer par habituer le malade à son usage, ce qui demande quelquefois une certaine dose de « patience et de longueur de temps » : on ne saurait toutefois passer outre, *et nous considérons comme très-imprudent* de procéder à l'intervention chirurgicale, sans avoir préalablement familiarisé le malade avec la pratique de cette douche ; nous n'avons pas trouvé cette précaution mentionnée par d'autres auteurs.

Malheureusement, l'emploi de cette douche est souvent extrêmement difficile, sinon impossible, justement là où il existe de très-grosses végétations, attendu que ces obstacles s'opposen absolument au passage du liquide d'une fosse nasale à l'autre nous nous contentons, dans ces cas, d'habituer le sujet à supporter tout au moins que l'injection puisse pénétrer jusque dans le pharynx nasal et y séjourner, ne fût-ce que peu de temps.

Mais, nous le répétons, nous regardons comme *conditio sine quâ non* d'avoir obtenu au moins ce minimum avant de pratiquer une opération quelconque dans cette région, et cela en vue des cas où il surgirait une hémorrhagie un peu abondante, ou bien où il y aurait simplement excès de caustique ; sans la douche naso-pharyngienne, il pourrait devenir très-difficile de parer à ces deux accidents.

Il est utile de la combiner avec l'action du gargarisme :

B) *Le gargarisme d'après une méthode particulière.*

Nous faisons, ainsi que d'autres auteurs, employer le gargarisme de la manière suivante : Le malade penche la tête horizontalement en arrière et fait des mouvements que nous appellerions de quasi-déglutition ne comprenant pas le dernier temps de cet acte physiologique : l'avalement définitif.

On réussit ainsi à pousser le liquide beaucoup plus haut derrière le voile du palais que ne le permet la manière ordinaire de se gargariser ; quelques personnes se servent si bien de cette manœuvre qu'elles parviennent à rejeter par le nez le liquide ingurgité par la bouche. De plus, les contractions musculaires violentes, qu'on exécute ainsi, font que les produits sécrétés se détachent complètement et puissent facilement être expulsés, ce qui soulage les malades d'une façon remarquable. (Voyez aussi Wendt, loc. cit., page 254.) Comparez aussi le procédé de M. Guinier (gargarisme laryngo-nasal.)

Avant de procéder à la cautérisation, nous faisons préparer de l'eau salée tiède pour avoir sous la main de quoi neutraliser immédiaiement un excès de nitrate d'argent en cas de besoin.

Si la douleur est trop intense ou trop prolongée, il y a lieu d'admettre, que l'action du sel caustique menace de devenir trop profonde ou trop étendue; c'est alors que nous supprimons toute action ultérieure du nitrate d'argent par l'emploi successif de la douche nasale et du gargarisme. La première, pratiquée avec de l'eau salée tiède, neutralise tout caustique qui existerait encore dans le pharynx nasal; la même solution, prise à la température ambiante, sert pour le gargarisme qui évitera que l'action ne se propage plus bas qu'il ne faut.

Il peut arriver qu'un fragment de nitrate d'argent se détache de l'instrument et demeure enclavé entre les aspérités multiples de certaines formes d'excroissances adénoïdes; nous sommes obligé d'avouer que pareil accident est arrivé jusqu'ici trois fois chez nos malades, malgré toutes nos précautions. On s'en aperçoit d'abord à l'inspection du porte-caustique où il manque une partie ou le tout du sel azotique qu'il portait, puis à une douleur persistante et croissante que le malade accuse et qu'on distingue aisément de celle qui est le fait de la cautérisation voulue par le chirurgien. Outre un effet trop violent, il pourrait alors arriver que le nitrate, en substance ou dissous, descende et provoque des désordres jusque dans l'estomac ou dans les voies respiratoires.

Nous avons évité tout cela, dans nos trois cas, par le procédé suivant que nous regardons comme aussi indispensable qu'efficace en pareille occurrence. Nous faisons pratiquer la douche naso-pharyngienne et le gargarisme salés, et même avaler quelques gorgées d'eau contenant du sel marin en dissolution; ensuite, nous ne quittons le malade qu'après être absolument sûr que la substance toxique soit entièrement neutralisée, ou qu'elle ait été expulsée sous ses yeux.

On répète la cautérisation, après que l'eschare qu'elle crée et l'inflammation qu'elle provoque sont tombées. Chez quelques malades cela a déjà lieu dans l'espace de vingt-quatre heures, chez d'autres bien plus lentement. On constate la disparition de l'eschare au moyen du rhinoscope où cela se peut, et la cessation de l'irritation consécutive par le même moyen ou bien par la sensation que le malade accuse.

Le nombre de séances nécessaires pour une cure complète varie naturellement d'après la grosseur et la consistance des végétations, comme également selon la tolérance des individus ; il faut quelquefois un laps de temps assez long pour triompher définitivement.

2) L'ABLATION DES TUMEURS ADÉNOÏDES.

L'ablation des végétations adénoïdes a été pratiquée selon différents procédés par les auteurs qui se sont occupés de la question. Après avoir expérimenté leurs procédés dans un très-grand nombre de cas, nous avons été amené à imaginer une *méthode nouvelle* qui nous semble présenter quelques avantages, et que nous allons exposer après avoir parlé de celles déjà connues.

a) *L'emploi de la curette à bords tranchants.*

L'usage d'une curette à bords tranchants est un procédé qui nous a souvent donné de bons résultats.

Notre instrument représente assez bien une petite cuiller, longue d'un centimètre, large de 7 millimètres dans son diamètre transversal, et dont les bords sont tranchants. Elle se continue en une tige, faite d'acier comme elle, et longue de 15 centimètres. Celle-ci possède une double courbure analogue à celle du porte-caustique, et ressemble, comme celui-ci, à un S : la première courbure se trouve vers le bout destiné à être introduit par la bouche; elle permet à la curette de contourner le voile du palais et d'arriver jusqu'au sommet du pharynx; l'autre courbure existe vers la jonction de la tige avec un fort manche en ébène. Elle forme, comme la première, un angle arrondi très-obtus, mais ouvert par en bas, tandis que celui de l'autre bout de l'instrument est ouvert par en haut. Le premier de ces deux angles a pour but d'éviter que la main de l'opérateur ne vienne encombrer le champ visuel, de même que pour le porte-caustique.

Lorsqu'on veut employer cette curette, on commence par faire aplatir la langue au malade; s'il ne peut le faire lui-même, on la fait déprimer par un instrument *ad hoc*. On introduit ensuite le miroir pharyngien, et on opère, aidé et guidé par la vue. Chez les malades qui ne se prêtent pas à ce genre d'exploration, on porte l'index gauche dans le pharynx pour fixer les tumeurs adénoïdes et pour conduire en même temps l'instrument tranchant. On manie la curette de la main droite. Les végétations sont enlevées par la pression d'un des bords de la petite cuiller ou par une sorte de raclage.

De même que lors de la cautérisation, nous avons rencontré un certain nombre de cas, non mentionnés par les auteurs, où les malades ne supportaient pas la présence un tant soit peu prolongée soit du doigt, soit du miroir rhinoscopique. Nous avons dû alors agir de la façon suivante : nous nous assurions d'abord par un toucher rapide de la position exacte des végétations, puis nous retirions le doigt pour le remplacer aussitôt par la curette avec laquelle, avant de trancher, nous sondions de nouveau délicatement l'emplacement où il fallait opérer. Ici aussi nous poussions la prudence jusqu'à coiffer le bout tranchant de l'instrument d'un tube en caoutchouc ; au moment de couper les tumeurs, on écarte cette enveloppe protectrice au moyen de l'index gauche chez les personnes qui en tolèrent l'introduction, ou bien, en appuyant seulement l'instrument et en faisant ainsi reculer le tube élastique.

L'hémorrhagie qui suit l'opération est quelquefois assez abondante en raison de la grande vascularité de ces tumeurs ; mais elle ne résiste jamais à l'application de la douche naso-pharyngienne administrée avec de l'eau presque fraîche ou bien avec une solution d'alun.

On peut aussi remplacer la douche en introduisant dans le pharynx nasal un tuyau dont le bout est fermé, mais percé de trous (Lincke), et par lequel on injecte le liquide après avoir introduit ce tube par les fosses nasales. On peut également introduire un tube analogue par la bouche et derrière le voile du palais ; il va sans dire qu'alors il doit être courbé convenablement. L'usage de ces instruments implique une nouvelle opération, quelque petite qu'elle soit, et dont se passe volontiers un malade déjà énervé par l'opération précédente.

On n'a souvent besoin d'aucun traitement consécutif dirigé directement sur les endroits où siégeaient les végétations ; quelquefois, cependant, de légères cautérisations peuvent être très-utiles pour terminer la cure d'une façon définitive.

b) *L'écrasement et le broiement.*

On peut opérer les végétations par l'écrasement quand elles sont pédiculées, et par le broiement quand elles sont sessiles. Dans le premier cas, on se sert d'une anse de fil d'acier très-résistant qu'on passe autour du pédicule, et à l'aide de laquelle on le coupe en l'étranglant pour retirer l'excroissance entière, séance tenante. L'instrument qui porte l'anse doit être fort et posséder une courbure qui le rend propre à monter jusqu'à la voûte du pharynx en passant derrière le voile du palais.

Les instruments de ce genre, bien que construits sur différents modèles, reposent toujours, au fond, sur le même principe, et ressemblent tous, à part la force et la courbure spéciales, à l'écraseur de M. Maisonneuve et à celui que le regretté Wilde (de Dublin) a inventé pour opérer les polypes auriculaires, et que nous employons très-fréquemment avec un succès complet.

Les *tumeurs sessiles* peuvent être opérées à l'aide d'une pince à polypes munie d'une courbure appropriée à cette destination spéciale, comme, par exemple, les instruments imaginés par notre savant confrère M. Ch. Fauvel. On saisit la tumeur entre les mors de l'instrument et on comprime fortement pour la broyer; puis on relâche la pression et on retire l'instrument, laissant en place un magma de détritus qui tombera de lui-même; on répète le broiement s'il le faut, après que l'inflammation causée par l'opération précédente a cessé et que les tissus mortifiés par la compression vigoureuse ont été éliminés. La pince dont se sert M. Stoerk (1) diffère des autres instruments de ce genre en ce que chaque branche est divisée en deux parties réunies par une articulation. Pour employer la pince, on place ces deux pièces sous un angle qui en facilite l'introduction; une fois l'instrument *in situ* et après avoir saisi la tumeur, M. Stoerk fait redresser le tout au moyen de deux fils de fer, de manière que les deux pièces qui composent chaque branche ne forment ensemble qu'une ligne droite. Ce redressement ne pourra, ce nous semble, être obtenu qu'aux dépens du voile du palais, qui sera violemment refoulé en avant.

Les pinces qui servent à broyer les tumeurs sessiles peuvent être employées également pour étrangler les pédicules des végétations de la première catégorie et pour les enlever ainsi séance tenante.

(1) Prof. Carl Stoerk. *Klinik der Krankheiten des Kehlkopfs, etc.*, Stuttgart, 1876, fig. 37, page 98.

Nous avons imaginé, dans ce double but, *une modification de notre pince coupante* (voir plus bas). Les lames aiguës de notre instrument sont remplacées par de forts mors dentelés qui permettent d'écraser ou de broyer les tumeurs, conformément à ce que nous venons d'indiquer.

Ainsi modifié, notre instrument nous paraît d'un maniement extrêmement commode, non-seulement pour les végétations dont nous parlons, mais aussi pour de véritables polypes du pharynx.

Pour ce qui est des *précautions à prendre* dans l'écrasement des végétations, de l'emploi de la rhinoscopie et de la palpation, des dangers d'hémorrhagie, etc., nous n'avons qu'à répéter ce qui a été dit lors des considérations sur le raclage à l'aide de la curette. Ces précautions s'appliquent également à la méthode dont nous venons de traiter.

Dans certains cas de tumeurs de consistance très-molle, on réussit quelquefois à *les écraser par la pression du doigt* qu'on répète jusqu'à la guérison complète.

c) *Le couteau annulaire.*

M. Meyer conseille d'opérer au moyen d'un petit anneau de forme ovale et à bord antérieur et intérieur tranchant.

Ce petit instrument est formé d'une lame plate et mince, large seulement de 2 millimètres; il a 1 centimètre dans son axe transversal, 7 millimètres dans l'axe perpendiculaire à celui-ci. L'anneau est fixé sous une faible courbure à un manche rigide en métal, long de 11 centimètres, que termine une tige en ébène de même longueur.

Voici la manière d'employer cet instrument : La main droite le fait glisser par la narine correspondant au siège de l'affection jusqu'à ce qu'il passe dans le pharynx, puis l'index gauche y pénètre par la voie buccale pour fixer les végétations et les presser au-devant de l'arète tranchante du couteau.

Quant aux conséquences de l'opération, voir ce qui a été dit au chapitre traitant de l'emploi de la curette.

Pour ce qui est de la valeur de cet instrument, nous sommes obligé de dire que nous avons dû souvent renoncer à nous en servir parce qu'il était ou impossible ou bien trop douloureux de lui faire traverser les fosses nasales; d'autres fois, parce que les tumeurs, en raison de leur siège, ne pouvaient pas être atteintes par le couteau, la place faisant défaut dans l'intérieur du nez pour diriger librement la tige de l'instrument. (Ajoutons que le regretté

Wendt a vu, dans deux cas, l'usage de ce couteau annulaire suiv d'otite aiguë purulente avec perforation de la membrane du tympan.)

d) *Le procédé opératoire de l'auteur.*

Parmi les procédés opératoires dont nous avons fait usage, l'emploi de la curette nous a semblé le plus facile et le plus efficace, sans être cependant exempt de tout inconvénient. L'introduction de cet instrument à bords tranchants peut, en effet, devenir dangereuse chez les malades turbulents ou indociles, alors même que l'on prend les précautions que nous avons indiquées (voir plus haut). De plus, une fois introduite dans le pharynx nasal, la curette peut encore exercer son action trop profondément en pénétrant au-delà des limites de la tumeur qu'il s'agit d'enlever.

Nous avons donc été amené à substituer aux instruments déjà connus un autre de notre invention que nous croyons aussi efficace que ceux-ci, tout en étant d'un maniement plus sûr et plus inoffensif (voir la figure ci-contre).

C'est une pince terminée par deux lames coupantes, dont les bords tranchants sont appliqués l'un contre l'autre tant que l'instrument est fermé. Elle possède une double courbure en S, de même que la curette et le porte-caustique. L'articulation est placée près des mors pour conserver une grande longueur des branches qui donne un levier puissant et permet de couper facilement. Les becs coupent par rapprochement. Ils sont légèrement arrondis et excavés dans leur partie interne.

Voici comment nous employons notre instrument : Guidé par le miroir rhinoscopique ou par l'index de la main gauche, on introduit la pince fermée, puis on l'ouvre et l'on coupe les végétations le plus près possible de leur base. Un seul coup suffit pour sectionner un pédicule mince ou la base d'une végétation sessile de petites dimensions; les tumeurs volumineuses exigent naturellement plusieurs coups de l'instrument. Il en est de même pour de véritables polypes qu'on peut également opérer au moyen de notre instrument.

Une fois les tumeurs coupées, on retire la pince fermée qui ramène généralement en même temps les végétations enlevées.

Ayant eu fréquemment occasion de nous servir de notre pince avec un succès complet, nous pouvons en recommander l'usage à ceux qui auraient occasion d'opérer des tumeurs adénoïdes ou des polypes du pharynx.

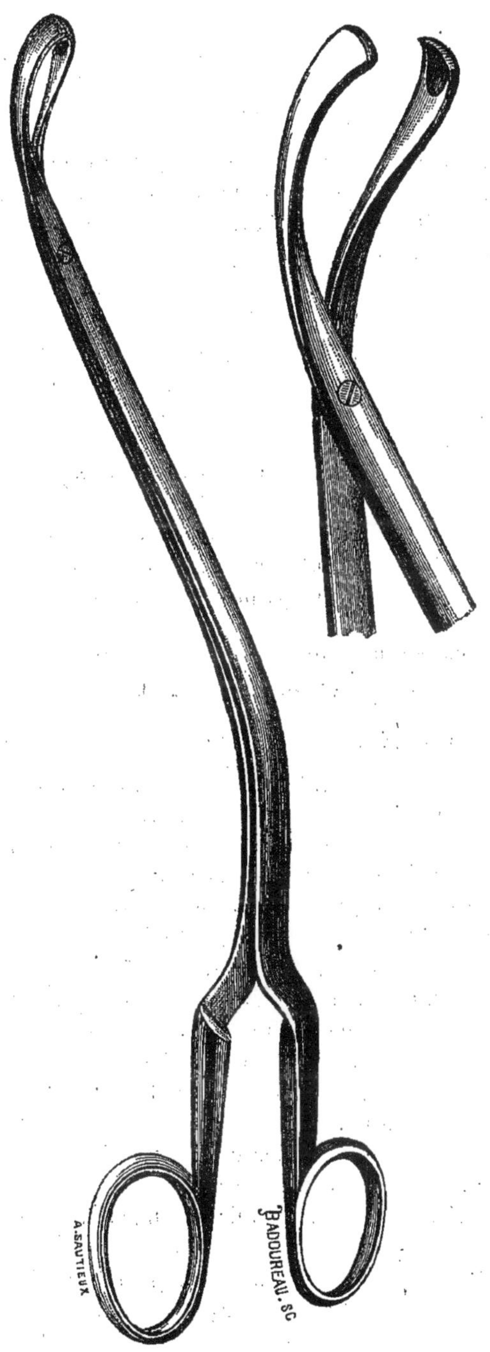

Pince coupante du docteur Lœwenberg.
a. Aux 2/3 de la grandeur naturelle. — *b.* L'extrémité coupante de grandeur naturelle.

e) *La galvano-caustique.*

Un fil de platine rendu incandescent par le courant continu peut servir également à détruire les tumeurs adénoïdes. On sectionne les végétations pédiculées avec l'anse coupante et on détruit les sessiles par le galvano-cautère.

Nous n'avons pas encore essayé le *thermocautère* pour notre but spécial. Au cas où l'on voudrait l'employer, nous proposerions de recouvrir l'instrument, excepté la partie qui doit agir, d'une matière réfractaire à a chaleur en même temps que mauvaise conductrice. Nous proposons le même moyen pour la galvanocaustique, dans le but de protéger es parties saines ; on pourrait, par exemple, recouvrir ainsi la périphérie externe de l'anse de fil de platine. Nous soumettons notre idée à ceux de nos confrères qui auraient occasion de tenter cette opération dans l'intérieur d'une cavité quelconque dont il faudrait protéger les parois contre l'énorme chaleur rayonnante du platine traversé par le courant de la pile.

C) **Traitement des affections concomitantes et consécutives.**

1) TRAITEMENT DES AFFECTIONS PHARYNGO-NASALES.

Les lignes suivantes n'ont pas la prétention de contenir une énumération de tous les genres de médication destinés à combattre les affections désignées ci-dessus; on en trouvera d'ailleurs facilement l'exposé dans les ouvrages spéciaux. Nous ne voulons communiquer ici que es procédés qu'une longue expérience personnelle nous a fait apprécier comme utiles dans le traitement des affections concomitantes des tumeurs adénoïdes du pharynx.

Nous avons vu qu'une inflammation chronique du revêtement interne du pharynx et des cavités attenantes coexiste dans un très-grand nombre de cas avec les tumeurs adénoïdes des arrière-cavités des fosses nasales : nous avons toujours trouvé une pharyngite et très-souvent une rhinite.

Il est de toute nécessité d'agir contre ces différents groupes de désordres, indépendamment des mesures à prendre à l'égard des tumeurs adénoïdes elles-mêmes ; voici comment nous avons l'habitude de procéder en présence de ces indications multiples.

Pour ce qui est *du nez et du pharynx naso-buccal*, nous employons l'*alun*, astringent excellent, en gargarisme et en douche naso-pharyngienne.

Le gargarisme se pratique d'après le procédé exposé plus haut et avec une solution d'alun à la température ambiante.

L'injection naso-pharyngienne nécessite des précautions spéciales fort importantes pour la réussite de cet excellent procédé. Il faut éviter l'emploi de l'eau simple sans addition d'aucun sel; on se servira d'eau contenant de 1 à 3 pour 100 de chlorure de sodium pour les injections purement détersives. On ajoutera du sel également aux solutions astringentes, car, sans le sel marin, l'eau est très-mal supportée par la pituitaire, probablement à cause d'un processus osmotique trop violent, tandis que le sel de table, qui possède un pouvoir osmotique très-faible et dont la présence restreint encore celui de certains autres sels, prévient l'échange exagéré et par conséquent irritant qui aurait lieu entre le liquide injecté et les éléments de la membrane de Schneider (1).

L'alun s'emploie pour la douche naso-pharyngienne à la dose de 1 à 3 pour 100.

Tout liquide employé d'après cette médication doit être tiède pour que la muqueuse nasale le supporte bien.

La solution astringente peut s'employer également en *pulvérisation*, mais alors il manque à son action l'impulsion détersive énergique qui est indispensable pour entraîner au dehors les produits sécrétés, souvent tellement abondants, compactes et adhérents que, sans l'aide de la douche de Weber, tous les efforts du malade ne parviendraient pas à les expulser.

Si l'alun ou d'autres astringents, comme le tannin par exemple, ne suffisent pas pour la guérison complète, on pourra renforcer leur action par des cautérisations localisées; il faudra y recourir là où il existe des granulations pharyngiennes ou de véritables bourrelets de la pituitaire comme nous l'avons souvent observé. Nous employons très-fréquemment le galvano-cautère pour ces cautérisations.

2) MESURES A PRENDRE CONTRE LA RESPIRATION BUCCALE ET SES CONSÉQUENCES.

Il tombe sous le sens qu'on ne saurait songer à rétablir la respiration par le nez qu'après avoir enlevé toute tumeur adénoïde qui en entraverait le fonctionnement régulier. Mais cette intervention chirurgicale, nous l'avons déjà vu, ne suffit pas dans

(1) GRAHAM, dans *Philosophical Transactions*, 1856, part. I, *on the diffusion of liquids.*

la majorité des cas ; même après avoir guéri un état pathologique des fosses nasales qui empêcherait encore la perméabilité de ces voies, l'habitude des jeunes sujets de respirer par la bouche reste souvent profondément enracinée. D'autre part, le rétablissement d'un ordre de choses naturel est d'autant plus à désirer que le seul fait du passage régulier de l'air par le nez devra, à son tour, contribuer puissamment à rendre à l'intérieur des fosses nasales son état physiologique.

Que doit-on faire en ce cas? Une fois le passage suffisamment dégagé, nous commençons par conseiller à l'entourage de l'enfant de combattre son habitude ancienne en lui rappelant sans cesse de ermer la bouche; tant mieux si cette surveillance lui paraît fâcheuse, il pensera alors de lui-même à la rendre superflue en s'appliquant spontanément à respirer par le nez.

Procédant plus énergiquement, M. Guye, d'Amsterdam (1), propose de fermer tout simplement la bouche à l'enfant au moyen d'un appareil imité du « respirateur » des Anglais, mais différant de celui-ci en ce que le « contre-respirateur » de notre confrère et ami hollandais est complètement imperméable à l'air.

Mais, pour que cet appareil soit efficace, il faut qu'on l'applique avec une rigueur d'autant plus mal supportée par les petits malades qu'elle les empêche en même temps de parler. Puis, il peut arriver, dans ces cas, que le nez, surtout tant que sa muqueuse n'est pas encore entièrement revenue à l'état normal, se bouche passagèrement, et comment respirera alors l'enfant auquel on a défendu sévèrement d'ôter l'appareil? Et comment expulsera-t-il les produits généralement abondants de la sécrétion pharyngienne ou même salivaire? Questions d'autant plus importantes qu'à moins de perdre un temps utile, il faut commencer ces soins supplémentaires dès qu'il y a la moindre possibilité de pouvoir respirer par le nez.

Nous avons imaginé un moyen plus doux qui nous a déjà rendu des services dans quelques cas. C'est l'usage d'une simple *mentonnière*, mais dont nous remplaçons le bout qui passe autour du cuir chevelu par deux bandes faisant entre elles un angle à peu près droit, de manière à mieux étreindre la tête. La partie inférieure est munie d'une fente destinée à loger le menton. Cette mentonnière applique, l'une contre l'autre, les deux mâchoires et les deux arcades dentaires, s'opposant ainsi à la respiration par la bouche. Dans les cas où elle laisserait encore subsister une petite ouverture,

(1) Congrès international des sciences médicales; Bruxelles, 1875.

ce ne saurait être que par suite d'interstices existant entre les dents de la même rangée, ou bien en arrière des dernières molaires sorties ; mais, outre que ces espaces sont insuffisants pour servir à une respiration régulière prolongée, leur utilisation serait d'autant plus gênante qu'il faudrait tenir tout e temps écartées les lèvres que la mentonnière tend justement à réunir en pressant la mâchoire inférieure contre les os maxillaires supérieurs. Mais cette manière de respirer pourrait encore être utilisée momentanément si le nez venait à se boucher d'une façon passagère. Ce système a, de plus, l'avantage de permettre de parler, sinon bien, du moins d'une façon suffisante pour ce qui serait absolument indispensable. Nous proposons donc son emploi et prions nos confrères de l'essayer dans des cas appropriés, d'autant plus que, notre modeste invention étant de date récente, il serait nécessaire, avant d'en généraliser l'usage, de l'expérimenter plus que nous n'avons pu le faire jusqu'ici. Il serait important, par exemple, d'en étudier l'action dans les rapports différents des mâchoires et des arcades dentaires entre elles et dans les conformations si variables des dents. Tout ce que nous avons pu voir jusqu'ici nous semble prouver que notre procédé pourra forcer avec douceur l'enfant à respirer par le nez sans lui imposer une contrainte au-dessus de son âge.

Là où le *ronflement* ne disparaîtrait pas spontanément, une fois que les voies pharyngo-nasales auront recouvré leur perméabilité normale, la mentonnière serait encore indiquée, mais, bien entendu, *pendant la nuit seulement.*

La prononciation vicieuse doit être combattue par la lecture à haute voix, gymnastique très-utile en même temps pour toute l'étendue du tractus respiratoire, en ce qu'elle active et régularise le mécanisme de la respiration.

Quant à *la déformation thoracique*, on tentera une gymnastique rationnelle, instituée par les soins d'un médecin spécialement familiarisé avec l'orthopédie et ses bases anatomo-physiologiques ; plus elle sera mise en usage de bonne heure, plus seront grandes les chances d'une heureuse réussite. L'électricité pourra contribuer avantageusement au traitement de la difformité.

3) THÉRAPEUTIQUE DES AFFECTIONS DE L'OREILLE.

Les affections de l'oreille provoquées par des tumeurs adénoïdes du pharynx nécessitent des soins différents, selon leur nature et leur intensité deux groupes sont à distinguer rigoureusement, le simple catarrhe et l'otite purulente (on trouvera des spécimens de ces deux groupes dans les observations relatées dans ce mémoire). Pour tous les deux, l'ablation préalable des végétations est la condition essentielle de tout traitement efficace. Ensuite, chaque groupe réclame des soins spéciaux que nous allons exposer brièvement; disons tout de suite qu'il faut agir aussitôt que possible.

a) *Traitement de l'inflammation catarrhale de l'oreille moyenne.*

Le cas le plus fréquent des troubles auriculaires surgissant dans le cours d'une affection adénoïde est celui d'une simple inflammation chronique à caractère catarrhal. Nous conseillons de la combattre de la manière suivante : On fera, au moyen du cathéter, des insufflations d'air dans la trompe d'Eustache et la caisse du tympan; on prolongera l'effet bienfaisant de la douche aérienne en substituant, à l'air atmosphérique ordinaire, de l'hydrogène ou bien de l'air ayant été inspiré et expiré alternativement quatre à cinq fois de suite, d'après les procédés proposés par nous (1) dans notre mémoire intitulé : *De l'échange des gaz*, etc.

On peut également insuffler de l'air ou d'autres gaz, et même des vapeurs dans l'oreille moyenne, au moyen du *procédé inventé par M. Politzer* (de Vienne). La méthode de notre confrère autrichien se pratique de la façon suivante : On introduit dans une narine un tube (voir notre modification, page 57) communiquant avec un ballon en caoutchouc, et on ferme hermétiquement toute communication entre l'intérieur des cavités nasales et l'air ambiant en pinçant le nez du malade. Le bord du tube ne doit pénétrer dans la narine qu'à la profondeur d'un centimètre au plus. On comprime alors le ballon et l'on injecte ainsi son contenu gazeux en faisant exécuter en même temps au malade un mouvement de *déglutition*. Celle-ci facilite l'opération de deux manières : 1) elle fait relever le voile du palais et ferme ainsi le pharynx en bas du côté du pharynx buccal; 2) elle diminue la résistance que présente le passage tubaire et rend plus facile l'accès à la caisse du tympan.

Dans un immense nombre de cas, cet excellent procédé peut remplacer le cathétérisme, opération dont l'exécution est naturellement plus gênante pour le malade; mais la méthode de M. Politzer est surtout indispensable quand il s'agit de petits enfants où le sondage n'est pas possible.

(1) Loc. cit.

Dans ces dernières années, on a proposé quelques modifications de ce procédé, consistant toutes à effectuer l'élévation du voile du palais par *la prononciation de certaines lettres* plutôt que par l'acte de la déglutition. Mais on ne doit pas oublier que ces modifications n'impliquent pas, comme la déglutition, le dégagement du passage tubair... circonstance non moins importante pour la réussite de l'opération que l'élévation du voile du palais.

Nous employons cependant le procédé qui consiste à faire prononcer un *a* prolongé, lorsque nous avons à soigner de petits enfants. Ici il est, en effet, plus facile de pratiquer l'insufflation pendant l'émission de cette voyelle que de saisir le moment de la déglutition, les enfants se prêtant peu à avaler juste au moment où on le leur demande.

C'est pour une raison analogue que nous rejetons l'emploi d'un autre procédé qui consiste à dire « hack » ou « huck »; on peut soutenir une voyelle pendant très-longtemps et tenir ainsi le voile du palais élevé durant un laps de temps suffisant pour que l'opérateur puisse choisir le moment d'agir, tandis que la prononciation de la consonne K ne dure qu'un instant et qu'il faut arriver juste dans cet instant sous peine de manquer l'opération.

Il suffit, d'ailleurs, très-souvent, chez de petits enfants, d'introduire le bout du ballon dans l'entrée d'une narine, de pincer le nez et de souffler fortement pour faire entrer l'air dans la caisse du tympan, la simple pression étant généralement assez efficace, à cette époque de la vie, pour vaincre la résistance dans la trompe d'Eustache.

Dans certains cas très-rares enfin, on réussit plus facilement, même chez les adultes, à pratiquer l'opération en leur faisant prononcer quelques mots qu'en ordonnant la déglutition. Les causes de cette particularité nous sont encore inconnues.

Nous donnerons, pour terminer l'exposé de cette méthode, un conseil pratique qu'une longue expérience nous a suggéré: il est souvent difficile, même chez les adultes, de pratiquer l'insufflation juste au moment où la trompe d'Eustache devient béante pendant la déglutition. Nous recommandons d'inspecter, dans ces cas, le cou du malade et de comprimer le ballon au moment où l'on voit le larynx exécuter un mouvement ascensionnel. C'est de cette façon qu'on réussira le plus sûrement.

Dans les cas où les insufflations d'air ne donnent pas un résultat satisfaisant, on injectera par la sonde des liquides astringents, par exemple le sulfate de zinc (1 à 2 grammes dans 100 grammes d'eau distillée). En cas de très- grande tuméfaction de la muqueuse tubaire, l'usage d'une bougie en baleine sera souvent nécessaire ; mais l'instrument ne pourra être confié qu'à des mains très-exercées, ni employé sans le contrôle incessant de l'otoscope (tube élastique qui met en communication acoustique l'oreille du chirurgien avec celle du malade), voire même du rhinoscope dans des cas très-diffi es. La preuve que ces précautions ne sont pas exagérées; c'est que la moindre imprudence dans le maniement de cet instrument peut, en effet, produire de fausses routes dans les tissus pharyngiens ou tubaires, et que, si l'on persiste alors à vouloir pratiquer l'insufflation, on produira un emphysème qui peut envahir le pharynx, le voile du palais, la luette, la figure et le cou, et descendre jusqu'au sternum, au bras et même entre les épaules. D'aprè Triquet (1), cet emphysème peut même envahir le larynx e étouffer le malade.

b) *Traitement de l'otite moyenne purulente.*

Cette forme d'otite accompagne l'affection adénoïde plus rarement que ne le fait le simple catarrhe. Voici comment nous conseillons de la traiter : Si le tympan résiste à la pression de dedans en dehors du liquide accumulé dans la caisse, dans les otites aiguës, et qu'il soit impossible de frayer au pus une issue naturelle en désobstruant la trompe d'Eustache, il faudra percer sans délai cette cloison membraneuse pour soustraire les parois de la caisse à une pression extrêmement douloureuse au malade. C'est ici le cas principal de pratiquer utilement la myringotomie dont on a fait (et fait encore) un abus si coupable.

Une fois le stade aigu passé, et le tympan restant perforé, soit qu'on l'ait percé artificiellement, soit que la pression interne l'ait rompu, on se servira du cathéter ou du procédé de Politzer comme pour le groupe a). En même temps, on agira sur le conduit auditif et la caisse du tympan au moyen d'injections d'eau tiède journalières, suivies d'instillations astringentes. Depuis l'année 1868, nous nous servons de l'*alcool absolu* contenant, ou non, du tannin en dissolution. Nous l'employons, additionné d'abord de quatre ou cinq fois son volume d'eau ; petit à petit, nous en augmentons la concentration, et nous arrivons, chez beaucoup de malades, à instiller finalement de l'alcool absolu (l'alcool dit « absolu » des pharmaciens contient encore de 2 à 5 p. 0/0 d'eau, ce qui n'a pas d'importance).

(1) *Leçons cliniques sur les maladies de l'oreille*, 1863, p. 150.

Dans un certain nombre de cas, l'insufflation de la poudre *d'alun* nous a donné également des résultats très-satisfaisants.

Nous saisissons l'occasion de faire remarquer en passant deux faits dont la connaissance devrait être répandue aussi généralement que possible, contrairement à ce que nous voyons tous les jours :

1) Un écoulement un peu prolongé de l'oreille provient, 99 fois sur 100, non pas du conduit auditif, mais bien de la caisse du tympan, et est compliqué, naturellement, *d'une perforation de la membrane du tympan,* état pathologique qu'il faut combattre sans délai.

2) Contrairement à l'opinion presque générale, les perforations du tympan d'origine récente guérissent, pour ainsi dire, toujours sous le traitement le plus simple, pourvu qu'il soit appliqué à temps ; de plus, il est très-souvent possible d'amener à une cicatrisation complète même des perforations déjà anciennes, et de tarir, en même temps, l'écoulement qui accompagne ces perforations 9 fois sur 10, cure extrêmement profitable au malade, cela va sans dire.

Si nous avons consacré à cette étude sur les tumeurs adénoïdes du pharynx nasal tant d'attention, et si nous l'avons publiée avec tant de détails, c'est que le nombre considérable des observations recueillies par nous nous autorise à admettre une très-grande fréquence de l'affection en général. En effet, beaucoup de nos confrères, auxquels nous avons communiqué le résultat de nos études, ont été frappés de l'ensemble pathologique que nous attribuons à la présence des tumeurs adénoïdes, et que chacun se souvient d'avoir rencontré fréquemment parmi les jeunes gens de sa clientèle.

Nous osons donc espérer que cette publication ne sera pas sans profit pour ceux de nos confrères qui ne sont pas encore familiarisés avec l'affection dont nous nous sommes occupé ici, affection funeste en ses effets, et que, pourtant, un traitement établi sur les bases que nous venons de poser combattra avec le meilleur succès.

Paris. — Typographie Georges Chamerot, rue des Saints-Pères, 19. — 7176.

NOUVELLES PUBLICATIONS DE LA LIBRAIRIE V. ADRIEN DELAHAYE ET Cie

---

Paris. — Typographie Georges Chamerot, 19, rue des Saints-Pères. — 7176.

www.ingramcontent.com/pod-product-compliance
Ingram Content Group UK Ltd.
Pitfield, Milton Keynes, MK11 3LW, UK
UKHW021201220726
13924UKWH00003B/1247